메가 다이어트
MEGA DIET

메가 다이어트

초판 1쇄 발행 2011년 5월 13일

지은이 | 현용권

펴낸이 | 이의성
펴낸곳 | 지혜의나무
등록번호 | 제1-2492호
주소 | 서울시 종로구 관훈동 198-16 남도빌딩 3층
전화 | (02)730-2211 팩스 | (02)730-2210

ⓒ지혜의나무

ISBN 978-89-89182-78-8 03510

* 잘못된 책은 바꾸어 드립니다.

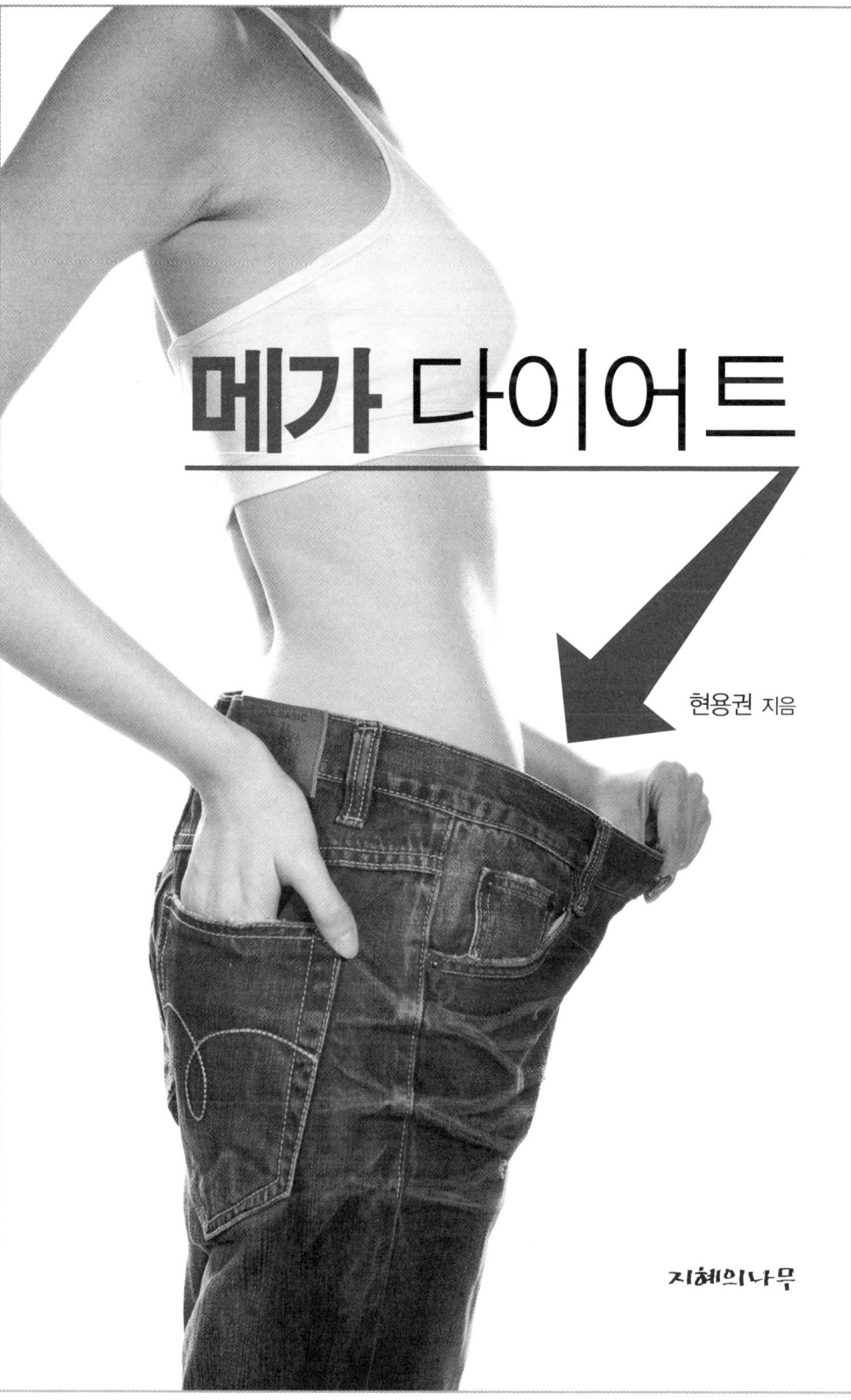

메가 다이어트

현용권 지음

지혜의나무

머리말

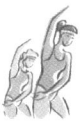

한의대를 졸업하고 수련의 생활부터 시작해서 몇 번의 개원 경력까지 임상의로서 30년 세월이 흘렀다. 비만 시장이 태동하던 90년대부터 비만 치료 일선에서 지내 온 지 20여 년. 그동안 임상과 연구를 통해서 정립된 두 자릿수 체중 감량법인 ≪메가 다이어트≫를 세상에 내놓게 되었다.

다이어트에는 왕도(王道)가 없다. 세상에 존재하는 다이어트 방법은 약 2만 8천 가지나 된다. 유행에 따라 선풍적인 인기를 끌었던 다이어트도 흐르는 세월에 따라 흔적도 없이 사라지기도 한다. 그리고 새로운 다이어트가 비법인 양 인구에 회자되곤 한다. 그럼에도 비만 인구는 지속적으로 증가하고 있으며, 우리나라는 한 해에 40만 명씩 새로운 비만 인구가 증가되고 있다. 2009년 현재 우리나라의 비만 유병률이 34%이니 세 명 중 한 명은 비만인 것으로 나타났다. 2020년이 되면 두 명 중 한 명이 비만 인구일 것으로 추정하고 있다.

비만은 단순한 미용상의 문제가 아니라 건강 문제와 직결된다. 복부 비만에서 비롯되는 고혈압, 당뇨병은 물론이고 우리나라 사망 원인 1위인 암 질환도 비만과 관련이 있다. 사망 원인 2위와 3위인 뇌혈관 질환이나 심장 질환도 비만하면 유병률이 높아지는 것으로 알려져 있다. 90년대에 다이어트 열풍도 경험했고, 많은 성인 인구가 다이어트에 매달리고 있지만 비만율은 계속 높아지고 있다.

이 책에서 소개하는 메가 다이어트는 10kg 이상, 두 자릿수 체중 감량을 목표로 한다. 두 자릿수 체중 감량을 표방하고 있지만 실제 내용은 체지방을 줄이는 한방 다이어트 방법이다.

사람들은 체중 감소에만 모든 것을 걸고 있다. 체중 10kg을 감량했다면 그중에서 체지방을 얼마나 줄였는지는 관심이 없다. 10kg을 감량했다면 그중에 지방은 7~8kg이 포함되어야 성공한 다이어트라고 할 수 있다. 메가 다이어트는 지방 위주로 감량이 이루어지며, 수분이나 근육과 같은 제지방의 감소는 최소화하는 이상적인 방법이다.

비만을 극복하기 위해서는 비만에 대한 올바른 정보가 필요하다. 지방을 비롯한 단백질, 탄수화물 등의 영양소에 대한 지식은 기본이라고 할 수 있다. 그 밖에 운동, 수면, 건강 기능 식품, 금주, 금연, 스트레스 관리 등도 다이어트를 하는 데 필요한 정보들이다. 이러한 정보들이 이 책에 제시되어 있다. 아울러 메가 다이어트를 시행한 사람들의 사례를 검토하여 메가 다이어트의 효과를 검증했다.

또한 두 자릿수 체중 감량이 필요한 사람들에게 스스로 할 수 있는 메가 다이어트 방법을 설명했다. 한의원에 오지 않고 개인도 노력만 하면 충분히 목표를 달성할 수 있다. 자신의 비만도와 체질을 파악하고 준비 기간, 감량 기간, 그리고 정리 기간으로 메가 다이어트 실행 방법을 실천하면 된다.

이 책이 비만을 극복하려는 분들에게 조금이라도 도움이 되기를 기대한다. 아울러 '지혜의 나무' 이의성 사장님과 성심껏 책을 만들어 준 직원들에게 감사드린다.

목차

제1장
비만

1. 비만이란

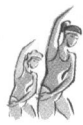

비만은 지방 조직이 과잉 축적된 상태를 말한다. 가끔은 몸무게가 증가된 것과 같은 의미로 쓰이기도 한다.

전통적인 비만 평가 방법은 표준 체중을 산출하고 표준 체중의 10%를 초과하면 과체중, 20%를 초과하면 비만이라 했다. 키와 몸무게로 평균 체중 또는 이상 체중을 산출한 계기는 미국 보험회사에서 사망 보험금 산출을 위한 자료로 작성되었던 것을 의료계에서 받아들이면서부터이고 이것이 비만 평가 방법의 고전이 되었다.

그 후 체질량 지수(BMI : Body Mass Index)가 비만 판정에 널리 이용되었다. 체질량 지수는 체중(kg)을 키(m)의 제곱으로 나눈 값(kg/㎡)이다. 이 기준은 나라마다 다소 차이가 있는데, 미국은 체질량 지수가 30kg/㎡ 이상이면 비만으로 분류하는 반면, 우리나라는 25kg/㎡ 이상을 비만으로 본다. 체질량 지수는 국가가 통계를 낼 때 비만 기준으로 많이 활용한다.

이러한 비만 기준은 체지방을 감안하지 않은 방법이기 때문에 비만 상태를 모두 반영하지 못하는 단점이 있다. 그래서 체질량 지수보다도 체지방이 비만의 기준이 된다. 체지방은 체지방량과 체지방률로 나타내는데, 과체중과 비만 범위는 체지방률로 나타낸다. 체질량 지수보다 체지방이 비만 상태를 잘 나타낼 수 있기 때문에 체지방 측정으로 얻은 수치가 비만 정도를 판단하는 데 널리 이용된다.

체지방률에 의한 비만 판정은 남자와 여자 기준이 각각 다르다. 남자는 체지방률이 20%가 넘으면 과체중, 25%가 넘으면 비만으로 판정한다. 여자는 25%에서 30% 사이를 과체중, 30%가 넘으면 비만, 그리고 40%를 넘는 것은 고도 비만으로 정의하고 있다.

한방(韓方)에서 비만에 대한 정의는 어떨까. 비만이란 표현은 없지만 비(肥), 비인(肥人), 비귀인(肥貴人), 비반(肥胖) 등의 용어들이 문헌에 나온다. 화식(華食)이라는 기름진 음식을 먹거나, 활동이 없으면 비만인(肥人)이 된다. 또한 내부 장기의 기능적 관점에서 보면 과음과 과식으로 인한 비위(脾胃 : 소화 기능) 기능이 실조(失調)되거나, 기혈(氣血)의 평형이 무너져서 비만하게 된다고 했다. 때로는 담(痰)이 비만을 유발하기도 한다.

체중이 증가되었다고 해서 무조건 비만으로 볼 수는 없다. 체지방의 증가로 질병의 위험이 증가된 상태를 비만으로 보아야 한다. 체중보다는 체지방 축적 상태에 따라서 비만의 정도를 나누는 것이다. 따라서 비만의 최대 화두는 지방이다.

2. 비만의 원인

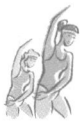

한 방에서는 기름진 음식을 즐기는 화식을 하거나 움직이는 것을 싫어하면 비만이 발생한다고 했다. 이는 잘못된 생활 습관이 비만의 원인임을 지적한 것이다. 기름진 음식을 즐기거나 과식을 하게 되면 소화 기능에 장애가 오게 되며, 기혈의 평형이 무너지게 된다. 몸을 잘 움직이지 않게 되면 담이 발생하며, 기(氣)가 울체(鬱滯 : 막힌다는 뜻)되어 비인(肥人)이 된다.

비인이 되면 소갈(消渴 : 당뇨병), 중풍(中風 : 뇌졸중), 관격(關格 : 대소변 장애 및 섭식 장애), 월경 부조(월경 이상) 따위가 발생한다고 했다.

비만하기 쉬운 체질로는 태음인, 소양인 체질을 들 수 있다. 선천적으로 타고난 장부(臟腑)의 기능 편차 때문에 살이 잘 찌는 체질과 그렇지 않은 체질로 태어나는 것이다. 유전적인 요인도 비만을 만드는 중요한 원인이 될 수 있다.

부모가 비만이면 자녀가 비만일 확률은 80%나 되고, 한쪽 부모가 비만일 경우에 자녀가 비만일 확률은 50%이며, 양쪽 부모 모두 정상 체중인 경우에 자녀가 비만일 확률은 10%라고 한다.

비만의 또 다른 원인으로 환경 호르몬 같은 유해 화학 물질이라는 견해도 있다. 유해 화학 물질 때문에 체중 조절 시스템이 정상적으로 작동하지 못해서 비만이 발생한다는 것이다. 그래서 비만을 극복하려는 많은 노력에도 불구하고 체중 조절에 실패한다.

그다음으로 비만은 정신적인 요인 때문에 발생할 수 있다는 것이다. 심한 스트레스나 우울증이 있으면 비만이 올 수 있다. 비만하면 정신적인 장애도 많이 느끼게 된다고 한다. 정신적인 요인도 비만 발병에 적지 않은 부분을 차지하고 있을 것으로 추정하고 있다.

유전적인 요인 이외에 환경적인 요인, 그리고 정신적인 요인도 비만을 유발할 수 있다. 유전적으로 비만할 수 있는 체질을 타고나지 않았더라도 잘못된 생활 습관이 오래 지속된다면 비만을 피할 수 없다. 잘못된 생활 습관은 유전자도 변형시킬 수 있기 때문이다. 비만의 원인으로 많은 것이 거론되고 있으나 잘못된 생활 습관이 비만하게 만든다는 것에 대해서는 대부분의 전문가들도 동의하고 있다. 그래서 비만을 극복하기 위한 방법 역시 생활 습관을 교정하는 것을 권하고 있다.

잘못된 생활 습관이 비만의 원인을 제공하고 있다.

3. 우리나라의 과체중, 비만 실태

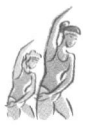

20 05년에 보건복지부가 시행한 국민 건강 영양 조사에서 20세 이상 성인 5,520명의 자료를 분석한 결과 20세 이상의 비만 인구가 전체의 31.5%에 달했다고 한다. 대략 성인 세 명 중 한 명이 비만이라는 통계다. 이때 적용된 비만 기준은 체질량 지수 25kg/㎡ 이상이며, 30kg/㎡이 넘으면 고도 비만으로 판정했다. 참고로 미국은 30kg/㎡ 이상을 비만으로 적용한다. 동양인은 서양인과 다르기 때문에 이러한 기준을 적용한 것이다.

비만 인구 비율이 남성은 35.1%, 여성은 28%로 나타났다. 이는 남성이 여성보다 더 비만하다는 통계 수치이다. 1998년에 조사한 비만으로 인한 유병률은 26.3%였는데, 2005년 조사에서는 31.5%로 7년 만에 5% 포인트가 증가한 수치다. 연령별로 비만 인구를 보았을 때, 남성은 40~50대에서, 여성은 50~60대에서 40%가 넘었다. 비만 인구는 중년 이후에 절정을 이룬다는 것을 보여 주는 통계이다.

2005년에 우리나라 비만 인구가 1천만 명에 달했고, 국내 성인 인구의 3분의 1이 비만이었다. 2020년에는 비만 인구 비율이 두 명 중 한 명 꼴에 육박할 것이라고 예측했다. 이러한 통계 자료는 고혈압, 당뇨병, 고지혈증과 같은 다양한 생활 습관병과 밀접한 연관성이 있다고 하였으며, 국가 사회적으로 다양한 정책과 연구에 대한 지속적인 투자 지원의 필요성을 강조하고 있다.

2009년에는 비만 유병률이 34%로 2005년 31.5%보다 3.5% 포인트 증가하였다. 통계에서도 우리나라 비만 인구는 지속적으로 증가하고 있으며, 이 중 남자의 유병률은 여전히 여성을 앞서 가고 있는 현상과 여성도 폐경이 되는 50대가 되면 남성과 비슷한 비만 유병률을 확인할 수 있다. 40%가 넘는 성인 비만 인구는 생각보다 심각하다. 우리 사회도 90년대부터는 다이어트 열풍도 경험했고, 많은 성인 인구가 다이어트에 매달리고 있지만 비만율은 계속 높아지는 추세가 꺾이지 않는다. 비만을 질환으로 생각해야 되는 때가 된 것은 아닐까.

개인적인 노력과 날씬한 것을 추구하는 사회 분위기 속에서도 비만은 갈수록 늘고 있다. 우리의 생활 습관과 밀접한 관계가 있다는 데 동감한다.

지방은 우리가 많이 먹는 주 영양소 중에서 비극성 물질로 인체와 반하는 물성을 지니고 있음을 생각해야 한다. 비만과 관련된 고혈압, 당뇨병, 심장 질환 및 암 질환은 지방을 과도하게 섭취해서 발생하는 것들이다. 비만이 증가하는 것과 비례해서 이러한 질환들도 증가하게 된다. 우리나라 질환별 사망률 조사에서 그것이 입증되었다.

우리나라 사망률 10대 질병에 드는 질환 중 암 질환이 1위이며, 심혈관계 질환, 뇌졸중 등이 그 뒤를 잇고 있다. 당뇨병과 고혈압도 모두 10대 질환에 속한다. 이들 질환 중에 암 질환을 제외하면 모두 복부 비만으로 발병하는 대사 증후군에 속한다. 비만의 원인을 과다 지방 섭취에서 찾아야 하는 이유가 된다.

지방은 우리 몸에 맞지 않는 물성이지만 지미(旨味)를 지니고 있어서 음식 맛을 좋게 한다. 순수한 단백질은 별 맛이 없다고 한다. 순수한 단백질은 계란 흰자 맛이라고 한다. 닭 가슴살은 다리 살보다 맛이 없다. 그 맛의 차이는 지방이 얼마나 들어 있느냐가 좌우한다. 그래서 지방이 마블링 되어 있는 등심에 높은 등급을 매겨 비싸게 파는 것이다.

우리의 입맛은 너무도 기름진 데 길들여져 있다. 성장기에 있는 청소년들도 일상에서 기름진 음식들을 접하고 있다. 돼지고기, 닭고기, 쇠고기 등의 축산업이 번창하고, 식용유 생산 업체가 호황을 누리고 있다. 외식 산업도 번창해서 외국계 체인까지 우리 주변을 가득 메우고 있다.

지방 섭취를 줄이지 않는다면 비만 인구는 계속 늘어날 것이다. 질병 또한 그와 비례해서 우리를 괴롭히게 될 것으로 예상된다.

2009년 현재 우리들 세 명 중 한 명은 비만이다.

4. 지방으로 비롯되는 질병

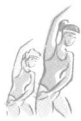

통계청에서 발표한 2009년 3대 사망 원인은 10년 전과 동일하게 암 질환, 뇌혈관 질환, 심장 질환이 1, 2, 3위를 차지했다. 부동의 1위인 암 질환은 인구 10만 명당 140.5명으로 2위 뇌혈관 질환 52명의 세 배 정도로 집계되었다. 4위는 자살, 5위는 간질환, 6위는 교통사고, 7위는 당뇨병, 8위는 만성 하기도질환, 9위는 폐렴, 고혈압성 질환은 10위로 나타났다.

한국인 사망 원인 10대 질병에 지방과 관계되는 질환은 암을 비롯해서 뇌혈관 질환, 심장 질환, 간 질환, 당뇨병, 고혈압 등 여섯 가지나 된다. 폐렴과 하기도(下氣道) 질환, 그리고 교통사고, 자살 등만 지방과 연관시킬 수 있는 근거가 없거나 부족하다. 이 정도 되면 한국인의 10대 사망 원인 거의 다가 지방에서 비롯된다고 볼 수 있지 않겠는가.

부동의 사망률 1위인 암 질환의 경우, 매년 약 11만 명의 암 환자가 새로 발생하고 6만 4천여 명이 죽는 등 국민 네 명 중 한 명이 암으로 사망하고 있다. 비만이 암을 일으킨다고 했고, 암은 많이 먹어서 생기는

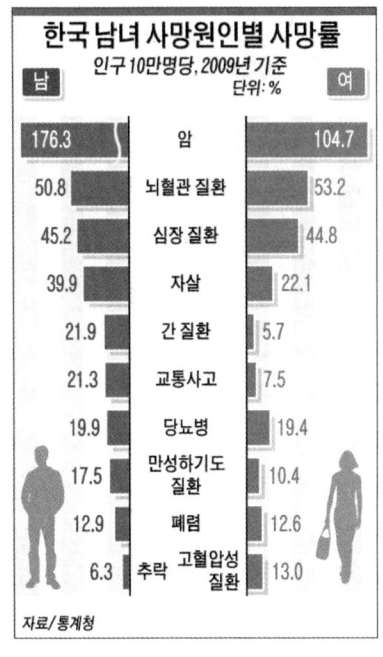

176.3	암	104.7
50.8	뇌혈관 질환	53.2
45.2	심장 질환	44.8
39.9	자살	22.1
21.9	간 질환	5.7
21.3	교통사고	7.5
19.9	당뇨병	19.4
17.5	만성하기도 질환	10.4
12.9	폐렴	12.6
6.3	추락 고혈압성 질환	13.0

자료/통계청

병이라고 했다. 또한 비만을 치료하면 암 발생률이 20~30%가 감소한다고 했다.

지방이 복부에 집중되면 대사 증후군으로 인해 고혈압, 당뇨병, 심장 질환들이 생긴다. 그것은 지방 때문에 우리 몸에서 일어나는 고장이다. 그래서 복부 비만은 중년 이후에는 반드시 관리해야만 한다. 평균 체질량 지수 38kg/m²인 환자들의 추적 검사에서 고혈압 발병률은 15%, 당뇨병은 7.8%, 고지방 혈증은 27.8%에 달했다는 보고도 있다. 비만하게 되면 심장의 부담을 증가시켜 심장 질환을 불러오게 된다. 심근 경색의 위험을 높여 사망률을 높이게 된다. 그리고 뇌졸중의 발병도 높인다. 복부 비만이 우리나라 사망률을 높이고 있다고 보아야 된다.

비만은 질병으로 그치지 않고 사망률도 높이는 것으로 역학 조사 결과 밝혀졌다. 체질량 지수가 클수록 심혈관계 질환으로 사망하는 위험이, 75세까지 관찰했을 때 모두 증가하였다고 한다. 이러한 위험은 노년층보다도 젊은 층에서 더 크게 나타났다고 한다. 체중이 1kg 증가할수록 심장 혈관 질환으로 인한 사망률을 약 1~5% 포인트까지 증가시킨다고 했다.

우리나라 남자 78만 명을 대상으로 한 연구에서 비만인 사람은 그렇지 않은 사람에 비하여 담도암, 갑상선암의 발병률이 2.2배, 대장암 · 전립선암은 1.9배, 간암 · 신장암은 1.6배, 폐암 · 임파선암은 1.5배 더 많이 발생하는 것으로 나타났다.

비만하게 되면 과도한 몸무게 때문에 심장 부담은 물론이고 관절 질환, 수면 무호흡증까지 유발한다. 관절에 많은 무리가 오게 되어서 골관절염이 생기며, 이는 일상생활의 장애로까지 이어지는 고통을 주게 된다. 코골이나 수면 무호흡증과 같은 수면 장애도 오게 된다. 이는 비만해져서 목 주위의 조직들이 좁혀진 결과라고 한다. 비만하면서 연령이 높아지게 되면, 일상생활의 장애로까지 연결되므로 나이가 들수록 비만하지 않도록 노력해야 한다.

한국인의 질병은 대부분 지방에서 비롯된다고 할 수 있다.

제2장
다이어트와 영양소

1. 탄수화물은 태양 에너지가 간직된 영양소

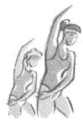

식물은 공기 중의 탄산가스를 흡수하고, 뿌리에서 흡수한 물과 결합하여 열매를 맺게 된다. 이러한 과정에 태양 에너지가 반드시 필요하며, 이 과정을 광합성이라고 한다. 식물이 생산한 열매, 즉 탄수화물은 땅의 지기(地氣)와 하늘의 천기(天氣)로 만들어진 물질이다. 이것은 가장 중요한 동물의 에너지원이 된다. 사람도 마찬가지로 식물을 통해서 태양 에너지를 얻는다.

탄수화물이 무엇인가. 쉽게 설명한다면 탄소에 물을 붙인 것이다. 탄소의 수화물이라고 이해하면 좋겠다. 이러한 구조에 태양 에너지를 간직하고 있는 물질이 탄수화물인 것이다. 탄수화물은 사람이 필요로 하는 가장 중요한 영양소이다. 쌀, 보리, 밀, 감자, 옥수수 등 곡물에서부터 감자, 고구마 같은 서류(薯類), 그리고 과일에 이르기까지 다양한 종류로 동물에 공급된다.

탄수화물은 인체를 움직이는 데 필요한 연료이다. 모든 동물에 있어서 탄수화물은 일차적인 에너지로 이용되고 있으며, 그 근원은 태양 에너지라고 볼 수 있다. 탄수화물의 기본 단위는 포도당으로, 대사 활동의 기본적인 에너지를 생산하며, 정신 활동까지도 탄수화물에 의존하게 된다. 건강해지려면 탄수화물의 공급이 지속적으로 필요하다. 탄수화물을 잘 소화시키는 체질이 건강체라 할 수 있다. 탄수화물의 부족은 육체적인 활동은 물론이고 정신적인 활동까지 위축시킬 수 있다.

우리가 식생활로 섭취하는 영양소 가운데서 에너지를 낼 수 있는 것은 탄수화물밖에 없다. 오로지 탄수화물만이 에너지로 변환된다고 생각해도 된다. 단백질이나 지방은 탄수화물과 같이 섭취되는 조건에서는 에너지원으로 사용되지 않는다. 에너지 대사 측면으로 본다면 지방, 단백질, 탄수화물의 상호 의존성은 탄수화물이 우선이라는 것이다. 이것은 탄수화물이 인체에 가장 중요한 영양소임을 시사하는 것이다.

탄수화물을 충분히 섭취하고 흡수하는 체질이 좋은 체질이다. 우리의 힘의 원천은 탄수화물이고, 5시간 전후마다 탄수화물 섭취를 반드시 챙겨야 하는 것이 건강 체질로 가는 지름길이다.

아침을 챙겨 먹는 일 또한 중요하다. 전날 저녁부터 수면 시간 동안 금식을 행한 후 처음 하는 식사이기 때문이다. 탄수화물로 에너지를 충전하고 하루 일과를 시작하는 것이다. 장시간의 탄수화물 공백을 아침 식사로 반드시 보충해야 한다. 아침을 굶거나 대충 챙겨 먹는 식습관은 건강상 많은 문제를 야기한다. 아침을 영어로 'breakfast'라고 하는데, 이는 금식(fast)을 깨뜨린다(break)는 의미이다.

우리의 뇌는 탄수화물을 연료로 사용한다. 뇌신경 활동에 가장 중요한 연료는 탄수화물인데, 탄수화물은 태양 에너지를 인체에 전해 준 다음 탄산가스와 물로 되돌아간다. 배설되면서 우리에게 남기는 것이 태양 에너지이다. 탄수화물이 가져다준 태양 에너지로 우리의 몸이 운영

된다.

인체는 탄수화물을 중추 신경의 에너지원으로 우선 사용한다. 탄수화물은 뇌와 신경에 충분히 공급된 후에 신체 유지와 운동 에너지로 사용된다. 이는 뇌와 신경 조직이 다른 신체 조직에 비해서 중요한 장기임을 말해 주고 있다.

스트레스를 받게 되면 단것을 찾게 되고, 사탕이나 초콜릿 등을 먹게 되면 스트레스 상태가 호전된다. 이는 뇌신경 활동에 탄수화물이 필수라는 이야기가 된다. 배고픔을 느낄 정도로 탄수화물 공급이 끊기면 정신이 어지러워지고, 그런 상태가 오래되면 혼동 상태까지 일어나게 된다.

장시간 탄수화물 공급을 끊기면 뇌세포에도 영향이 온다. 우리의 뇌는 탄수화물을 주된 연료로 하고 있으며, 4시간이나 5시간 간격으로 탄수화물을 공급해 주어야 인체라는 운영 체재가 정상적으로 돌아간다.

탄수화물은 우리 몸에서 대량으로 소모되는 영양소이며, 과잉 상태의 탄수화물은 소변으로 배설시키는 생리 조절 기능이 있기 때문에 탄수화물 과잉은 일어나지 않는다. 당뇨병은 인슐린 기능에 고장이 생겨 탄수화물을 소모시키지 못하고 우리 몸이 고장 나는 현상이다. 대부분의 당뇨병은 복부 비만 같은 지방 축적으로 발생한다. 인슐린은 단백질로 이루어진 호르몬인데 지방을 뒤집어쓰면 몸이 고장 나는 것이다.

탄수화물은 태양 에너지가 간직된 우리에게 가장 소중한 영양소이다.

2. 단백질은 우리 몸을 만들고, 효소와 호르몬의 원료가 된다

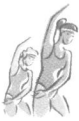

우리 몸은 단백질로 이루어져 있다. 뼈와 근육은 물론이고 호르몬, 항체, 효소, 세포 등도 모두 단백질로 만들어진다. 단백질은 기본 단위가 아미노산이다. 단백질은 아미노산이 중합된 고분자 물질이다. 단백질을 만드는 아미노산은 모두 20가지인데, 이들 조합으로 20^{200}개의 무궁무진한 숫자의 단백질을 만들 수 있다고 한다.

아미노산은 수소, 탄소, 산소, 질소로 만들어졌는데 지방, 포도당과 다른 점은 질소가 들어 있다는 점이다. 아미노산은 산성을 띠는 카르복시기(COOH)와 염기성을 띠는 아미노기(NH2)를 함께 가지고 있는 양쪽성 물질이다. 산기와 염기를 동시에 가지고 있기 때문에 세상 모든 물질과 반응할 수 있다.

아미노산 분자는 누가 만드는 것일까. 바로 식물이 만드는 것이다. 단백질은 질소를 함유하고 있는 것이 지방과 탄수화물과 구별되는 점이다. 공기 중에서 질소는 약 80%를 차지한다. 공기 중에 존재하는 질소는 3중 결합으로 화학 반응을 하지 않은 안정한 상태이다. 이러한 질소를 식물이 이용할 수 있게 해주는 것이 미생물이다.

미생물로 인해서 식물이 질소를 이용할 수 있게 되고, 식물은 암모니아를 유기산과 결합시켜 20종류의 아미노산을 만들어 낸다. 단백질은 식물이 합성해 낸 것이다. 이것을 동물이 섭취하여 소화 과정을 통해서 분해해서 자신에게 맞는 단백질로 다시 중합한다.

동물은 단백질을 합성할 수 없다. 식물이 만들어 낸 단백질을 다시 아미노산으로 해중합(解重合)해서 이용하는 것뿐이다. 해중합된 아미노산은 우리 몸속에서 필요에 따라 다시 중합할 뿐이다. 우리가 인체 내에서 단백질이 합성된다는 말을 하지만 엄밀한 의미는 합성이 아니라 중합인 것이다. 인체 내에서는 합성이 일어날 수 없는 것이 대자연의 원칙이기 때문이다. 동물은 철저한 소비성 생물이며, 식물 의존성 생명체이다.

동물은 식물이 생산한 단백질을 섭취하여 아미노산으로 분해한 다음 자신에게 맞게 중합해서 사용하며, 단백질 수명을 다하면 해중합해서 다시 아미노산으로 되돌린다. 동물이 죽게 되면 미생물이 동물 단백질을 분해한다. 분해된 단백질은 다시 아미노산으로, 그리고 마지막엔 원소로 돌아가서 또 다른 생명체로 태어나게 된다.

식물은 생산자, 동물은 소비자, 그리고 미생물은 분해자 역할로 생태계의 축을 이루고 있다.

단백질은 우리 몸을 만드는 기본 구성 성분이며, 면역, 신진대사, 정보 전달 등을 담당하는 기본 물질이다.

3. 지방의 개념을 바꾸어야 한다

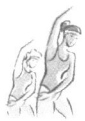

우리가 섭취하는 영양소 중에 탄수화물, 단백질, 지방이 가장 많은 부분을 차지하고 있어, 이들을 대량 영양소라도 한다. 반면에 비타민과 미네랄 등은 소량 영양소로 볼 수 있다. 3대 영양소 중에 비만과 관련성이 가장 큰 것은 지방이다.

과거에 지방이 질 좋은 영양원으로 인식되었던 시절이 있었다. 지금은 각종 역학 조사에서 지방이 인체에 대한 많은 장애를 유발하는 물질이라는 것이 밝혀져서 지방 경계론, 지방 무용론까지 확대되고 있다.

많은 양의 지방 섭취는 비만을 유발한다. 인체에 과다하게 축적된 지방은 물이 설 자리를 빼앗는다. 인체는 70%가 물로 구성되어 있다. 지방은 물성 자체가 물과는 반대인 반작용 물질이다. 물에 절대로 녹지 않는 성질, 그것이 지방이 인체에 맞지 않는 물질로 자리하는 이유이다.

비만은 지방이 과다하게 축적된 질환이며, 지방이 우리에게 질병을 가져다준다.

우리가 섭취하는 식품 성분 중에 인체는 물에 녹는 상용성이 있는 물질만 이용할 수 있다. 광석이나 돌가루를 먹으면 인체가 이용할 수 없다. 지방 역시 물과 상용성이 없기 때문에 쉽게 이용할 수가 없는 물질이다. 지방이 인체에 적응하려면 인지질로 바뀌거나, 혈관에 유통되는 지단백처럼 변화되어야 한다.

인간을 포함한 동물의 몸은 70%가 물로 구성되어 있다. 식물은 90%에서 95%가 물이다. 미생물 역시 90% 넘는 수분을 보유하고 있다. 생명체는 왜 이렇게 물로 구성되어 있는 것인가? 생명체는 모두 바다에서 발생해서 오랜 시간 바다에서 진화했기 때문이다. 식물이 육지로 올라온 것이 약 4억 년 전이고 동물은 3억 년 전이라고 한다.

46억 년 지구 역사에서 최초의 생명체는 38억 년 전에 발생한 단세포 생물인 박테리아였다. 그 후 진핵 세포로 진화해서 다세포 생물이 발생하였으며, 생명체의 종류도 다양하게 되었다. 바다에서 진화해서 육지로 상륙했기 때문에 생명체의 체액은 아직도 바다 염류와 같이 짠맛이 난다. 바다는 지구 생명체의 고향이며, 육지는 타향인 셈이다.

우리가 흔히 알고 있는 지방은 중성 지방이며, 인체에서 필요로 하는 지방은 인지질(燐脂質) 형태나 단백질을 동반해야 된다. 중성 지방 형태로는 인체에 적응할 수 없어서 인체 조직과는 동떨어진 피하나 복강에 덩어리 형태로 모여 있다. 일종의 폐기물이며 생리 활성에 영향이 없는 물질이기에 지방 흡입술로 제거해도 우리 몸에는 아무런 지장이 없다. 만약 중성 지방이 생리 활성 물질이라면 그러한 시술을 해서는 안 된다.

중성 지방은 글리세린(glycerin) 한 분자에 지방산 셋이 붙어 있는 구조인데, 인지질은 그중 지방산 하나가 인산 콜린으로 바뀌어 있는 것이다. 인산 콜린이 붙어서 물과 친숙한 물성으로 변한다.

인지질은 세포막을 구성하는 물질로서 세포로 이루어진 동식물에는 어디에나 풍부하게 존재한다. 인지질은 담즙의 구성 성분으로 지방의 소화를 돕는다. 인지질에 함유된 인산 콜린 성분은 신경 전달 물질인 콜린(choline)을 공급한다. 뇌신경 활동에도 인지질이 필요하다.

이와 같이 인지질은 우리 몸에서 필요로 하는 지방이며, 중성 지방과는 다른 물질임을 인식해야 한다. 그러기에 중성 지방은 인체에는 이물질이며, 폐기물로 보는 것이다.

비만은 중성 지방이 과도하게 피하 공간이나 복강에 모여 있는 현상이다.

4. 비가시 지방은 무엇인가?

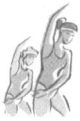

비만은 지방이 축적되는 질환인데, 피하와 복부에 축적되는 지방이 가시 지방이다. 반면 비가시 지방은 우리가 눈으로 확인할 수는 없지만 식품으로 늘 우리가 접하는 물질이다. 식품 소재는 식물과 동물을 이용하는데, 세포로 이루어진 것이면 모두 비가시 지방을 가지고 있다. 식품으로 이용되는 동식물은 수십조 개의 세포로 이루어져 있다. 세포마다 지방을 보유하고 있기 때문에 비가시 지방으로 인체에 들어오는 양도 적지 않을 것으로 추정된다. 인체가 필요로 하는 지방은 비가시 지방만으로도 충분한 이유가 된다.

식생활에서 알게 모르게 우리는 많은 지방을 섭취하고 있다. 세포로 구성된 식품 소재를 먹기 때문이다. 비가시 지방은 인지질이기 때문에 생체 성분과 흡사하다. 인지질은 중성 지방과 다르게 지방산 하나를 인산 콜린으로 대신하고 있어서 부분적인 수용성을 갖게 된다.

우리는 육류를 비롯해서 식용유로 조리된 음식도 많이 먹는다. 밥이나 과일, 야채로 조달되는 비가시 지방에 고기나 식용유로 들어오는

가시 지방까지 우리 몸에 들어오게 된다. 양도 넘치고, 지방의 적절한 비율도 깨지고 만다. 넘쳐 나는 지방에 우리 몸이 몸살을 앓고 있는 셈이다.

야채나 과일, 우리가 평소에 먹는 밥으로도 지방이 들어온다. 세포를 갖고 있는 식품 소재는 비가시 지방을 피할 수 없는 것이다. 여기에 육류나 식용유와 같은 가시 지방 함유 식품까지 부가해서 먹는다면 비만을 피할 수 없게 된다.

비가시 지방은 인체에 친화적인 지방이기는 하지만 이것도 많은 양이 들어오면 부담이 된다. 비가시 지방을 피하는 방법은 음식량을 줄이는 것이다. 소식(小食)으로 가야 하는 이유이다. 음식량을 줄이는 것과 더불어 많은 양이 함유된 음식을 피하는 것이 좋다. 국수나 떡 같은 음식들이 좋은 예라고 할 수 있다.

반죽을 해서 만들어진 음식은 많은 양의 비가시 지방을 가지고 있다. 반죽이란 많은 양의 탄수화물을 뭉쳐 놓은 형태라 할 수 있다. 반죽으로 꾹꾹 눌러 만든 국수를 한 그릇씩 해치우면 많은 양의 비가시 지방을 피할 수 없다. 반죽으로 만들어지는 음식은 많은 양의 비가시 지방을 가지고 있다고 보아야 한다. 우리가 즐겨 먹는 떡도 많은 양의 비가시 지방을 가지고 있다.

건강을 유지하기 위해서 적당량의 지방을 섭취해야 한다.

소는 채식 동물인데, 식물에서 섭취한 지방만으로도 너무나 많은 지방을 몸에 지니고 있다.

5. 탄수화물과 단백질은 지방과 다른 영양소

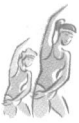

탄수화물과 단백질은 지방과 어떤 차이가 있는가. 수용성이 있고 없는 차이라고 말할 수 있다. 탄수화물과 단백질은 기본 단위인 포도당과 아미노산이 고분자화 된 물질이다. 식품으로 존재할 때는 고분자 물질이기 때문에 물에 녹지 않는다. 우리가 음식으로 섭취해서 소화 과정을 통해 분해되어 올리고 단위가 되면 물에 녹게 된다. 이때부터 수용성을 가지기 때문에 인체가 이용할 수 있다.

반면에 지방은 수용성을 갖지 못하는 비극성 물질이다. 물과의 상용성이 없다. 따라서 탄수화물과 단백질은 지방과는 다른 영양소인 것이다. 그래서 탄수화물이나 단백질은 많이 먹어도 어떻게 하든지 우리 몸에서 이용할 수 있고, 배설시킬 수 있다. 그러나 지방은 그렇지 못해 때때로 인체에는 이득보다는 해가 될 수 있다.

영양학에서는 탄수화물 섭취를 60% 이상 권장하고 있다. 가장 많이 먹어야 되는 영양소이기 때문이다. 이러한 비율로 3대 영양소 섭취를 생각해 보면 좋을 것이다. 탄수화물을 60% 이상 섭취한다고 가정할 때,

단백질과 지방을 합친 비율이 40% 이하가 된다. 그중에서 지방보다는 단백질을 더 많이 섭취해야 되지 않을까. 단백질 25%, 지방 15% 정도가 이상적인 비율이 아닐까.

그러면 이러한 비율을 개인이 어떻게 맞출 수 있을까. 복잡하게 생각할 것 없이 우리 전통식을 생각해 보면 답은 간단하다. 밥에다가 반찬이 곁들어진 우리 식단은 탄수화물, 단백질, 지방의 황금 비율을 맞출 수 있는 건강 식단이다. 밥에다 각종 반찬이 어우러지고, 찌개와 국으로 구성된 우리 식단은 대체적으로 3대 영양소의 균형을 맞출 수 있는 훌륭한 식단이다.

지난날 우리는 서양 문물을 추종하는 문화 때문에 우리 것을 경시하고 심지어 버리기도 했다. 고기와 유제품, 빵을 먹는 식생활이 무엇을 가져왔는가. 시간에 쫓겨서 패스트푸드로 바꾸어 보았더니 그런 음식들이 좋지 않다는 것을 경험하게 되었다. 그런 음식에 빠져 있는 청소년들 식생활이 걱정되는 부분이기도 하다.

우리가 먹는 3대 영양소 중에서 탄수화물과 단백질은 수용성을, 지방은 지용성을 갖는다는 기본을 생각하자.

6.미네랄과 비타민이 중요하다

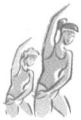

우리 몸은 96%가 유기질과 물로 이루어져 있다. 4%만이 무기질, 즉 미네랄로 이루어져 있다. 4%의 미네랄 중에서 칼슘이 2.2% 정도이며, 인이 0.8%를 점유하고 있어서 두 미네랄이 전체의 4분의 3을 차지한다. 칼슘과 인산은 뼈의 형태로 우리 몸을 구성하고 있다. 나머지 미네랄들은 모두 합해 봐야 1% 정도밖에 되지 않는다.

1%에 해당되는 미네랄은 나트륨, 칼륨, 염소, 황, 마그네슘 등이 많은 부분을 차지하고 있으며, 철, 코발트, 아연, 망간, 요오드, 불소, 크롬, 셀레늄 등은 적은 양으로 존재하고 있다.

미네랄이 중요한 이유는 4% 정도밖에 안 되는 물질이 96%의 유기 물질을 통제하고 지휘하기 때문이다. 미네랄은 인체 대사 곳곳에 미치는 영향이 대단하다.

영양소의 소화와 흡수, 산·알칼리의 평형, 혈액의 용해와 응고, 효소의 활성화, 그리고 신경 전달에 이르기까지 인체 내에서 미네랄의 역할은 절대적이다. 미네랄 없이는 생리 기능 조절이 불가능하다. 칼슘은 미네랄 중의 미네랄이라 할 수 있다.

미네랄과 더불어 우리 몸에서 중요한 역할을 하는 영양소가 비타민이
다. 비타민은 대사 과정을 조절하는 효소와 조효소의 전구체로서 어느
정도의 적은 양은 반드시 섭취해야 한다. 탄수화물, 단백질과 지방은 대
량 영양소라고 하는 반면에 미네랄과 비타민은 미량 영양소라고 한다.
오늘날 우리는 풍부한 식생활로 대량 영양소는 결핍이 우려되지 않지만
미량 영양소인 미네랄과 비타민은 부족하다. 더구나 다이어트를 할 때
는 미네랄과 비타민 부족이 우려되기 때문에 보충제가 필요하다.

비타민은 수용성 비타민과 지용성 비타민으로 나뉜다. 비타민 C는
수용성 비타민으로 우리 몸에서 다양한 역할을 한다. 비타민 B군도 수
용성이며 주로 에너지 대사에 관여한다. 이들은 물에 녹기 때문에 수용
성 매체인 인체에 잘 적응하며, 복용량이 많아도 별 문제가 없다.

반면에 비타민 A, 비타민 D, 비타민 E, 비타민 K 등은 지용성 비타민
이다. 지방에 녹아 들어가는 비타민이기 때문에 많이 섭취하면 배설되
지 않고 지방 조직에 남아 있게 되어 우리 몸에 부담을 줄 수 있는 비타
민이다.

비타민 중에 비타민 C는 우리가 생각하는 것 이상으로 용도가 다양
하다. 비타민 C는 오래전부터 여러 학자나 전문가들이 섭취하기를 권하
고 있는 비타민 중의 비타민으로, 체내의 모든 기능 활성에 관여하는 대
사 정상화 비타민으로 보고되어 왔다.

미네랄이나 비타민은 적은 양이지만 우리 몸 전체를 통솔하는 중요한
영양소이다. 다이어트를 할 때는 미네랄과 비타민이 결핍되지 않도록
주의해야 한다. 다이어트 부작용은 대부분 미네랄과 비타민 결핍으로
비롯되기 때문이다.

지금까지 알려진 물의 역할

1. 물은 체내의 모든 공간을 채우며 모든 세포를 연결시킨다.

2. 물은 세포의 형태를 유지하고 혈구를 수송하며, 대사 작용을 유지시킨다.

3. 물은 혈액과 조직액의 순환을 유지시킨다.

4. 물은 섭취한 모든 영양소를 용해, 흡수, 운반해서 각 세포에 공급한다.

5. 물은 체내의 불필요한 독성물질 및 노폐물을 체외로 잘 배설시킨다.

6. 물은 생명유지에 필수적인 혈액의 산-알칼리평형성을 유지시킨다.

7. 물은 체온을 일정하도록 조절한다.

8. 물은 폐 속에 산소를 집약하고 적혈구가 산소를 품을 수 있는 능력을 증가시킨다.

9. 물은 척추디스크나 관절에서 충격을 흡수하는 완충제와 윤활유로서 활동한다.

10. 물은 뇌의 활동기능에서 전기적인 에너지를 활성화시킨다.

11. 물은 세로토닌과 멜라토닌과 같은 호르몬의 생산에 관련하면서 수면 리듬을 회복
    시킨다.

12. 물은 피부의 노화를 방지하고 눈을 맑게 한다.

13. 물은 각종 감염과 암세포에 대항할 수 있는 면역 시스템의 효능을 높인다.

제3장
생활 습관을 바꾸어야 한다

1. 물을 잘 마셔야 한다

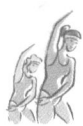

다이어트는 물 마시는 것으로 시작한다. 물을 마시지 않는다면 다이어트는 성공할 수 없을 것이다. 물은 생명의 원천이기도 하지만, 다이어트의 시작과 끝이다. 물을 마시기 싫어하거나 물과 친하지 않은 사람도 다이어트를 할 때는 반드시 마셔야 하는 것이 물이다.

다이어트를 하는 사람들 중에서 몸이 붓는다는 이유로 물을 멀리하는 사람도 적지 않다. 몸이 붓는 이유를 물 때문으로 착각하고 있다. 그러나 물을 마셔야 붓는 증상이 좋아지게 된다. 몸이 붓는 이유는 세포가 물을 내놓지 않으려는 배출 불균형 때문이다. 물을 마셔 주면 세포의 기능 회복으로 붓는 증상이 좋아지게 되는 것이다.

우리 몸은 70%가 물로 되어 있는 수용성 매체이다. 뼈 같은 조직은 70%가 되지 않지만, 혈액은 80%가 물이다. 더구나 폐 같은 장기는 90%가 물로 이루어져 있다. 모든 물질은 물에 녹아서 인체 대사에 이용되고 있다. 물을 마시면 노폐물이나 영양 물질을 물에 녹은 형태로 만들어 준다. 용매의 역할을 하는 것이 물의 첫 번째 기능이다. 때문에 다른 물질을 녹인 상태로 마시지 말라는 것이다. 녹차나 커피를 탄다면 용매의 역할을 감소시킬 수 있기 때문이다.

충분한 수분 섭취는 기초 대사량을 높여 주어서 다이어트에 도움이 된다. 물로 인해서 대사 기능이 활발해지기 때문에 기초 대사량도 증가하는 것이다. 찬물을 마시면 에너지 소모가 더 많다고 한다.

물은 포만감을 준다. 식전에 물을 마시고 식사를 하면 적은 양의 식사로도 포만감을 느끼게 된다. 다이어트를 할 때는 식간에 많은 양을 마신다. 음식에 대한 욕구가 증가할 때 물로서 대신하는 것도 좋은 방법이다. 갈증을 느낄 때도 물론이다. 갈증을 느낄 때까지 물을 마시지 않는다는 것은 우리 몸을 피곤하게 하는 것이다. 다이어트를 할 때는 갈증을 느끼지 않을 정도로 물을 수시로 마셔야 한다. 화장실 다녀오는 것이 성가실 정도로 마셔도 좋다. 처음에는 그렇겠지만 차츰 우리 몸도 적응이 된다.

다이어트 중에는 배변에 변화가 온다. 음식량을 제한하니까 매일 배변을 못할 수도 있다. 며칠 분량이 모여서 배변이 되는데, 병적인 변비와는 좀 다르다. 생리적인 변비로 볼 수 있다. 식이 섬유 섭취가 적어서 오기도 하지만 물을 안 마셔서 생기는 경우가 더 많다. 다이어트 중에 물을 충분히 마셔야 되는 또 하나의 이유가 된다.

다이어트란 체중을 줄이는 작업인데, 우리 몸이 활발하게 구조 조정이 되는 현상이다. 단백질이 분해될 때 암모니아가 발생한다. 암모니아는 독성 물질이기 때문에 우리 몸에서 요소로 바꾸어 소변으로 배설한다. 이 과정에서 많은 양의 물이 필요하다. 이러한 해독 과정에 충분한 수분 섭취가 필수라는 것이다. 탄수화물도 마찬가지로 분해될 때는 물이 필요하다. 물이 관여해서 고분자 물질을 저분자 물질로 바꾸어서 배설시키는 것인데 이를 가수 분해라고 한다. 물은 이러한 역할을 하는 데 필요한 물질이다.

물은 생명체에게 어머니와 같은 존재이다. 그리고 다이어트의 시작과 끝이다. 물로 시작해서 물로 끝이 난다. 다이어트를 하지 않을 때도 자신의 소변으로 나가는 양만큼은 마셔 주어야 한다. 이는 최소한의 섭취량을 말하는 것이다. 더 마셔 줄수록 좋다. 그래서 2ℓ 정도는 마시라고 하는 것이다. 다이어트 할 때는 기본이 2ℓ에서 시작해야 한다. 약물 처방을 하고 있다면 더 늘려야 한다.

다른 성분을 타지 말고 순수한 물 그대로 마셔라. 식사 때 물을 함께 마시는 것은 과잉이 될 수 있기 때문에 피한다. 물은 식사와 식사 사이, 즉 식간에 마시는 것이다. 벌컥벌컥 들이키는 식은 피하는 것이 좋다. 수시로 조금씩 목을 축이는 식으로 마신다.

다이어트에 성공하려면 물을 잘 마셔야 한다.

다이어트는 풍족한 물을 섭취해야 한다

1. 인체 대사는 물을 바탕으로 한다.

인체의 70%가 물로 구성되어 있으며, 인체 내에서 일어나는 대사는 모두 물을 바탕으로 하는 수중 반응 시스템이다. 영양 물질, 노폐 물질 모두 물에 녹은 형태로 세포 속을 들어가고 나가기 때문이다. 우리는 물이 없다면 한순간의 활동도 할 수 없게 된다. 혈액 순환, 배설물 처리, 그리고 근육 운동 등 물은 인체 활동에 있어서는 불가결한 존재이다.

2. 물은 순수하게 마셔라

물은 우리 몸에 생리적인 작용을 하는 영양 물질이나 배설시켜야 되는 노폐물을 녹여 주는 역할이 핵심이다. 그것이 우리가 충분한 물을 마셔야 되는 이유이다. 이러한 역할을 화학에서는 용매(溶媒)라고 한다. 영양 물질, 노폐 물질 모두 물에 녹은 형태가 되어야만 우리 몸에서 이용할 수 있다. 물은 용매로서의 역할이 큰 비중을 차지한다. 용매 역할은 우리가 마시는 물에 아무런 물질도 녹지 않은 순수한 것을 요구한다. 다른 물질이 녹아 있다면 용매 역할을 수행하기 어렵게 된다. 있는 그대로 아무 것도 녹이지 않고 순수하게 마셔야 한다. 커피나 녹차를 타거나 보리차로 마시지 않는 것이 좋다.

3. 물은 식간에 마시는 것을 원칙으로 한다

식사와 함께 많은 양을 마시는 것은 권장하지 않으며, 식사와 식사 사이, 즉 식간에 마시는 것을 원칙으로 한다.

4. 다이어트를 한다면 풍족한 물을 마셔라

물이 부족하면 인체 내의 모든 생리 대사가 위축된다. 모든 영양소들이 대사가 정상적으로 이루어지지 않아 질병 상태가 될 수도 있다. 다이어트를 하지 않을 때도 하루에 적어도 1.5ℓ는 섭취해야 된다. 가급적 하루에 2ℓ 정도를 마시는 것이 좋다. 다이어트를 한다면 그보다 더 많은 양의 물을 마시는 것을 권장한다.

2. 간식과 야식을 없애고 하루 세끼 충실하게

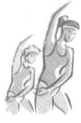

주전부리라는 말을 아는가. 간식과 야식 같은 정해진 끼니 이외에 먹는 식사를 말한다. 우리 조상들은 이러한 식사법이 나쁘다는 것을 알고 비하하는 뜻으로 주전부리라는 말을 쓴 것 같다. 간식과 야식을 없앤다는 것은 음식량을 줄이는 첫걸음이다. 또한 절도 있는 식생활을 실천하기 위한 첫 단추에 해당된다.

다이어트는 식사량을 줄여야만 한다. 10% 정도를 줄이는 것부터 20%, 30%, 50%까지 다양하게 줄일 수 있다. 이를 절식 요법이라고 한다. 완전히 굶는 단식 요법은 절식 요법보다 적극적인 식이 요법이라 볼 수 있다. 다이어트의 시작은 내가 그동안 먹고 있던 식사량을 줄이는 것으로 시작된다. 그 첫 번째 실천이 간식과 야식을 없애는 것이다.

우리가 섭취하는 3대 영양소 중에서 탄수화물이 가장 중요하다. 그래서 우리 식생활에서 가장 많은 부분을 차지하게 된다. 탄수화물은 우리가 4시간에서 5시간 간격으로 자주 섭취해 주어야 하는 제1의 영양소이다. 탄수화물 섭취에 주안점을 둔 식사법이 하루 세끼 먹는 방법이다.

1일 2식을 주장하는 사람들도 있지만 3식 식사법은 동서양을 막론하고 오랜 경험의 축적물이다. 간식과 야식을 하지 않고 3식 위주의 식사를 하면 식간이라는 휴식 시간이 생긴다. 그 시간에 소화 기관이 쉴 수 있는 것이다. 그 시간마저 음식을 넣어서 부담을 주지 말자는 뜻도 있다.

차나 과일, 그리고 먹고 싶은 것은 식간에 먹지 않고 식사 후에 붙여서 해결하라. 식사하고 차 한 잔, 과일 한 쪽으로 만족해라. 배불러서 못 먹는다고 하고서 그것까지 먹으면 과잉 섭취인 것은 분명하니까 안 먹는 것이 좋다. 소화 기관은 근육으로 이루어진 신체 기관이다. 근육은 일정 운동을 하고 나서 쉬어야 한다. 시도 때도 없이 음식을 집어넣어 소화 기관을 피곤하게 하는 것이 주전부리다.

소화 기관이 휴식하게 될 때는 소화 효소의 분비도 쉬게 된다. 소화 과정 시스템이 잠시 휴식을 가져야 한다. 그러한 휴식 시간을 뺏는 것이 간식과 야식이 아닐까 생각한다. 식간에 물과 함께 휴식을 제공해야 다음 소화 과정이 순조롭다.

정상적인 하루 세끼 식사를 한다면 영양적으로 아무런 문제가 없다. 간식과 야식으로 식간에 또 먹어 주면 과잉이 될 가능성이 커진다. 하루에 조금씩 과도한 열량을 쌓아 가면 결국 비만으로 이어진다. 한국인 1일 권장량은 남자 2,500kcal, 여자는 2,000kcal 정도이다. 우리는 이것보다 훨씬 더 먹고 있다. 그래서 매일 넘치는 열량을 쌓고 있다.

다이어트는 잘못된 식생활을 바꾸는 것으로부터 시작된다. 간식과 야식은 바람직한 식사 방법이 아니며, 가급적 삼가는 것이 좋다. 다이어트를 시작하면서 하루 3식을 정착시켜라. 간식을 하지 않게 되면 처음에는 참기 어려울지 모르지만 차츰 몸이 편하게 느껴지면서 간식과 야식의 부담을 깨닫게 된다.

간식과 야식을 없애는 것이 다이어트의 시작이며, 건강을 위한 출발점이다.

3. 식사는 천천히 한다

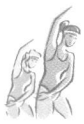

다이어트를 위해서 하루 세 끼 충실하게 먹고, 간식과 야식을 하지 않는 것이 중요하다. 식사를 하는 시간은 또 어떨까? 어떤 사람은 사람들과 이야기하면서 1시간 넘게 식사 시간을 가지는가 하면, 불과 10분도 되지 않는 시간에 식사를 마치는 사람도 있다. 식사를 빨리 하는 것도 다이어트에 영향이 있는 걸까?

대부분의 전문가들은 다이어트를 위해서라면 식사를 천천히 하라고 한다. 적어도 20분 이상 식사 시간을 갖는 것이 좋다고 한다. 우리가 음식을 먹게 되면 위장관 내에서 섭취된 음식물의 정보를 뇌에게 전달하게 된다. 식사를 천천히 하면 포만감을 느껴 적정량의 식사를 하게 된다.

반면에 식사를 빨리 하면 포만감을 느끼지 못해 과도한 음식을 섭취하게 된다. 식사로 인한 위장관의 자극이 뇌에 전달되어 포만감을 느끼게 해주는 시간이 20분 정도 걸린다. 음식을 빨리 먹게 되면 포만감을 느끼지 못하고 계속 먹게 된다는 것이다. 20분에 자장면 세 그릇을 먹어치울 수 있지만, 40분에 걸쳐서 천천히 먹으라고 하면 먹지 못한다. 포만감 때문이다.

빨리 먹기 때문에 혈중 인슐린 농도가 급격하게 상승하는 것도 당연하다. 이것도 비만해지는 원인이라고 한다. 식사를 빨리 하면 포만감을 느끼지 못하고, 인슐린의 혈중 농도를 급격히 높이기 때문에 식사를 천천히 하라고 하는 것이다.

식사를 천천히 하라는 또 다른 이유는 침샘에서 분비되는 프티알린(ptyalin)이란 효소 때문이다. 프티알린은 탄수화물을 소화가 되기 쉬운 저분자로 바꾸어 준다. 우리가 밥을 오래 씹으면 단맛을 느끼는 것이 이 효소 때문이다. 그러나 씹지도 않고 빨리 삼켜 버린다면 섭취된 탄수화물에 프티알린이 섞일 수가 없다. 또한 밥을 물이나 국에 말아서 삼켜 버리듯이 먹어도 마찬가지일 것이다. 천천히 30번 정도를 씹는 것이 프티알린을 음식물과 잘 섞어 주는 방법이다.

천천히 먹는다는 것은 탄수화물의 소화를 돕는 것이다. 또한 포만감도 적당하게 느끼게 되므로 적당량을 먹게 된다. 혈중 농도도 서서히 높이기 때문에 과도한 인슐린 분비를 걱정할 필요가 없다.

식사를 천천히 하기 위한 방법으로 여러 가지가 제시되고 있다. 최소한의 식사 시간이 20분은 넘어야 되기 때문에 모래시계를 식탁에 준비해서 식사 시간을 늘리는 것도 한 방법이다. 조용하고 느린 음악을 들으면서 즐기는 식사도 괜찮다. 밥을 국이나 물에 말아서 빠르게 식사를 마쳐 버리는 식사는 그만 하자.

음식 선택도 중요하지만 식사를 하는 시간 역시 무시해서는 안 된다. 천천히 먹는 것도 다이어트에 성공할 수 있는 실천적 방법이다.

4. 다이어트 기간에는 금주를 해야 한다

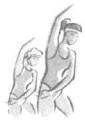

술을 마시면서 다이어트에 성공할 수 있을까? 대답은 '절대 아니다'이다. 술을 마시면서는 다이어트에 절대 성공할 수 없다. 술은 다이어트와는 상극이라고 생각해야 된다.

다이어트 기간에는 금주를 해야 한다. 조금씩이라도 마시면 아무것도 안 된다. 술을 마시면 우리 몸은 알코올을 먼저 열량으로 사용한다. 술과 함께 동반되는 기름진 안주들은 체지방을 형성하는 데 기여하게 된다. 술 자체의 문제보다는 안주 때문에 그럴 수 있다고 생각이 든다. 그런데 안주 없이 술만 먹는 경우도 다이어트에는 지장을 준다.

술을 마시면서 다이어트를 하면 체중은 감소될 수 있다. 중요한 것은 지방이 안 빠진다는 것이다. 제지방 체중을 빼는 것이니까 바람직하지 못한 감량이 되는 것이다. 차라리 체중이 안 빠지는 것보다 못하다. 필자도 술을 마시는데, 술을 마시면서 다이어트를 하면 어떤 결과인지가 무척 궁금했다. 다이어트를 하면서 술을 마셔 보았는데 결과는 체지방이 감소되지 않고 체중은 감소되었다. 이 이야기는 술을 마시면서 다이

51

어트를 하면 제지방 체중만 감소시킨다는 것이다.

다이어트를 하면서 술을 마시면 결국 제지방 체중만 줄이게 된다. 지방을 절대 **뺄** 수 없다. 지방을 빼지 못하는 다이어트는 결국 실패한 다이어트가 될 가능성이 높다.

다이어트를 하는 사람들 중에서 술을 끊지 못해 다이어트를 하면서 중간에 한두 번씩 술을 마신다. 술을 마신 후에는 감소하던 몸무게가 늘어나 버리는 것은 차치하고 다이어트 자체를 하기가 싫어지게 된다. 그래서 다이어트를 포기하는 경우도 있다. 술은 정신적인 면까지 해악을 끼친다.

한 번 마신 술로 몸무게가 3kg이나 늘어나 버린 경우도 있었다. 본인도 놀랐지만 필자도 그런 결과는 의외였다. 어떻게 한 번 마신 술로 그런 결과가 온 건지는 지금도 잘 모르겠다. 아마도 많은 양을 마셨거나, 그에 상응하는 안주의 양 때문일 것으로 생각한다. 술은 다이어트를 하는 기간만큼은 절대로 먹어서 안 된다.

한방에서 술은 물과 곡식의 정미로서 발효된 액체라고 했다(酒者 水穀支精 熟穀支液). 그 성질이 사나워 사람의 원기를 상하게 한다고 기록되어 있다. 술의 성품이 사납다는 것을 나타내는 말이다. 사나운 짐승 같은 술이기에 우리가 잘 길들여야만 술을 즐길 수 있는 자격이 있을 것이다.

다이어트를 하면서 술을 마신다면 몸무게는 줄일 수 있겠지만 지방은 **빠지지** 않는다. 지방을 못 뺀다면 다이어트는 성공할 수가 없는 것, 다이어트를 할 때만큼은 술과 인연을 끊자.

5. 변비는 다이어트의 적

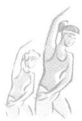

다이어트에 변비는 넘어야 할 산이라고 한다. 변비가 있으면 다이어트가 잘 안 된다는 이야기다. 변비와 다이어트는 무슨 관계가 있을까.

변비의 사전적 정의는 '대변이 장관 내에 정체하여 배변 횟수나 양이 적어진 상태'이다. 보통 변비는 일주일에 3회 정도 배변을 못하는 상태라고 정의한다. 이틀이 넘게 배변을 못하면 변비라고 하는 것이다.

변비는 대장 질환 때문에 오는 것도 있지만 대부분은 생활 습관 때문에 발생한다. 물을 안 마시는 나쁜 습관이나, 식이 섬유가 부족한 식생활 때문에 오는 경우가 많다. 또한 운동을 하지 않아서 장 기능이 나빠지거나, 스트레스가 심해도 변비가 올 수 있다.

다이어트를 시작하면 매일 배변을 못할 수 있다. 배변 활동은 음식물이 장에 차야 시작되는 것이기 때문에 음식을 제한하면 매일 보던 사람도 이틀, 사흘이 걸릴 수 있다. 다이어트 초기에는 변비가 오는 것이 생리적일 수도 있다. 그러나 그런 상황이 계속된다면 변비를 해결해야 한다.

그렇지 않으면 다이어트가 잘 안 되기 때문이다.

　물을 잘 안 마시는 습관도 변비가 오는 원인이 될 수 있다. 대장에서는 영양소 흡수는 안 되지만 수분은 재흡수한다. 물을 충분히 마셔 주지 않는다면 대장 내에 적당한 수분을 함유하지 못하게 됨으로써 배변이 어렵게 되는 것이다.

　배변 관계는 먹는 음식물도 중요하다. 식이 섬유가 없는 동물성 식품 위주로 식생활을 하면 변비는 반드시 찾아오게 된다. 야채나 과일 등으로 충분한 식이 섬유를 공급해 주면 배변은 좋아진다. 식이 섬유는 우리 몸에 들어오면 부피가 늘어나는 특징이 있기 때문에 손쉽게 대장을 채울 수 있다. 먹은 음식이 대장에 가득 차야만 배변 활동이 시작되기 때문에 식이 섬유 섭취는 중요하다. 이러한 식이 섬유 기능은 다이어트를 할 때 포만감을 느끼게 한다.

　변비를 예방하려면 운동도 중요하다. 다이어트를 할 때 운동을 칼로리 소모를 하기 위한 방법으로만 생각한다. 그러나 운동은 장 기능에도 많은 영향을 미친다. 걸어 주지 않는다면 장 기능이 나빠지게 된다. 하루 종일 누워만 있다면 변비도 쉽게 올 수 있다. 반면에 충분한 운동을 한다면 장운동이 활발해지게 된다. 운동은 두뇌에도 영향을 미치지만 장 기능에도 도움을 준다.

　다이어트를 하는데 변비가 왔다는 것은 물도 안 마시고, 야채도 안 먹고 운동도 안 한다는 이야기다. 나의 생활 습관을 아직도 바꾸지 않았다는 반증이 된다.

　변비가 있다는 것은 다이어트의 기본을 실천하지 않는 상태로 이해하면 된다. 오죽하면 변비가 오겠는가. 그러한 상태로는 다이어트에 성공할 수 없다.

6. 다이어트는 생활 습관을 바꾸는 출발점으로 생각하라

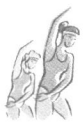

비만은 나 자신의 잘못된 생활 습관에서 시작된다. 잘못된 생활 습관이 누적되어 비만으로 나타난다. 다이어트는 이러한 생활 습관을 바꾸는 것에서부터 시작된다. 다이어트에 성공했다 하더라도 잘못된 생활 습관을 이어 가면 감량된 체중을 유지할 수 없다.

비만한 사람들은 식습관부터 고쳐야 된다. 적은 신체 활동량도 문제가 되지만 많은 식사량이 비만의 더 큰 원인이 된다. 그것은 대부분의 식품 재료가 비가시 지방을 함유하고 있기 때문이다. 야채나 과일을 많이 먹어도 비가시 지방은 들어온다. 그리고 고기나 식용유 섭취는 가시 지방까지 추가로 들어오게 한다. 적게 먹어야 다이어트에 성공할 수 있고, 감량된 체중이 유지될 수 있다.

간식과 야식을 즐기는 식생활 패턴에서도 탈피하여 하루 3식을 정착시켜야 한다. 다이어트를 시작하면서 이러한 식습관을 정착시키는 출발점으로 생각하는 것이 좋다. 식사량을 줄여 주고 하루 3식의 패턴을 정착시키며, 간식과 야식 같은 나쁜 식생활을 청산하는 것이 좋다.

외식을 즐기는 것도 비만해질 수 있는 요인이다. 다이어트를 한다면 외식을 줄여라. 외식은 미각을 위해서 강한 조미료와 향신료를 쓰게 된다. 지방을 사용하는 것도 많기 때문에 다이어트와는 맞지 않는다. 1인분의 양도 많아 먹다 보면 과식하기 쉽다. 외식 위주로 식생활을 하면 비만하기 쉽다. 다이어트를 하려면 외식을 줄여라.

비만하게 되면 움직이기 싫어한다. 신체 활동이 줄어들게 되어서 비만이 더욱 심해질 수 있다. 다이어트는 식사를 조절하는 것만으로는 성공하지 못한다. 반드시 운동도 병행되어야 한다. 다이어트를 시작하면 운동을 해야 한다. 성공했다면 그다음도 마찬가지로 운동을 게을리 하지 말아야 한다. 다이어트는 음식 조절과 함께 운동도 시작하는 것으로 생각해야 한다. 아울러 비만을 유발한 나 자신의 나쁜 습관을 바꾸는 것이 다이어트라고 생각하자.

다이어트를 하면서 운동을 만능으로 생각하는 사람들이 있다. 다이어트에 운동이 필요하지만 음식 절제가 없는 운동은 효과를 볼 수 없다. 먹고 운동하면 된다는 생각은 다이어트에 도움이 될 수 없다.

다이어트는 잘못된 생활 습관을 바꾸는 것에서부터 시작한다. 다이어트에 성공했다고 하더라도 생활 습관을 바꾸지 못하면 결국 요요 현상을 피할 수 없게 된다. 다이어트는 이러한 관점으로 길게 보고 시작해야 한다.

제4장
성공적인 다이어트를 위해서

1. 잠을 충분히 잔다

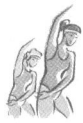

며칠 동안 잠을 못 자면 살이 빠져 수척해 보인다. 여윈 모습을 보면 잠을 자지 않아야 다이어트에 성공할 것 같은 생각이 든다. 그러나 그 반대다. 잠을 푹 자야만 다이어트에 성공할 수 있다.

잠을 잘못 자면 다이어트에 지장이 온다. 잠은 뇌가 휴식을 하는 시간이다. 잠을 자는 동안 체중 조절에 관계하는 호르몬, 신경 전달 물질 등이 분비되어 우리 몸을 최적화한다. 잠을 자지 못하면 이러한 물질들의 공급이 줄어들게 되고 결과적으로 다이어트에 성공할 수 없다. 음식 조절과 운동도 중요하지만 양질의 수면을 취하는 것도 그에 못지않게 중요하다.

우리나라 역학 조사에서도 잠을 충분히 자는 것이 다이어트에 도움을 준다고 밝혀졌다. 하루에 5시간 미만 잠을 자는 사람은 7시간을 자는 사람에 비해 전신 비만은 1.25배, 복부 비만은 1.24배 더 많은 걸로 나타났다. 그러면 어느 정도의 수면을 취해야 다이어트에 도움이 되는 걸까.

수면의 주기로 볼 때 수면 시간은 4, 6, 8시간인 짝수보다는 5, 7, 9시간인 홀수 시간을 선택하는 것이 좋다. 그래서 전문가들은 8시간보다는 7시간이 수면 시간으로는 더 좋다고 한다. 다이어트를 한다면 7시간 수면을 기본으로 하는 것이 좋다. 피곤하면 수면 시간을 더 늘리거나 30분 정도의 낮잠으로 보충한다. 수면이 모자라지 않게 충분하게 자는 것이 다이어트에는 필수이다.

수면을 시간만으로 생각해서는 안 된다. 수면의 질이 중요하다. 오랫동안 잠자리에 있었다 해도 그 다음날이 피곤하게 느껴지면 다이어트에는 도움이 될 수 없다. 얼마나 많이 잤느냐가 중요한 것이 아니고 얼마나 만족스러운 잠을 잤느냐가 중요하다. 다이어트는 우리 몸의 상태를 최적으로 유지해야 성공할 수 있다. 질 좋은 수면이 필요한 이유이다.

양질의 수면을 취하려면 어떻게 해야 되나. 오전에 햇살을 받는 운동이 중요하다. 아침에 일어나서 햇볕을 받으면서 하루 일과를 시작하면 좋다. 햇볕을 받으면 멜라토닌이 분비되어 잠을 잘 자게 된다. 여건이 된다면 오전에 한 시간 정도 걷는 것이 좋다. 실내에서 하는 것보다는 밖으로 나가서 하는 것을 권한다. 햇빛 에너지를 받으면서 하는 운동은 양질의 수면을 가져온다.

저녁 식사를 마친 후에는 가벼운 산책이나 스트레칭을 하는 것도 잠자는 데 도움이 된다. 그러나 격렬한 운동은 안 된다. 격렬한 운동은 우리 몸을 각성시키기 때문에 수면을 방해한다. 가벼운 신체 활동이 좋다. 책을 읽는 것도 수면에 도움이 된다. 차분한 마음으로 하는 1시간 정도의 독서는 양질의 수면을 가져올 수 있다. 잠들기 전에 약간의 피로를 느끼는 상태가 된다면 잠자는 데 도움이 된다. 그리고 미지근한 물로 샤워를 하는 것도 도움이 된다.

양질의 수면을 하기 위해서는 카페인 음료는 피해야 한다. 커피는 다이어트 기간이라 해도 허용되는 것이지만 저녁에 마시는 것은 금물이다. 아침, 점심 식사 때 한 잔씩 하는 것은 다이어트에 도움을 줄 수 있다. 다만 설탕과 프림은 빼는 것이 좋다. 커피에 함유되어 있는 카페인의 효과가 5시간 정도는 충분히 지속되기 때문에 오후에는 마신다면 수면에 지장을 줄 수 있다. 커피 이외에 녹차, 홍차, 콜라, 초콜릿 등도 카페인이 함유되어 있어서 수면을 방해할 수 있다.

잠을 잘 자려면 낮 시간에 몸을 부지런히 움직이는 것이 기본이다. 운동을 하든, 직장에서 일을 하든, 활동량이 수면을 좌우한다. 하루 종일 집에서 빈둥거린다면 잠이 잘 올 리가 없다. 다이어트 기간에는 심신이 피곤할 만큼 활동량을 늘리는 것이 양질의 수면을 취할 수 있다. 낮에 늘린 운동량만큼 수면에는 도움이 될 수 있다.

충분한 잠은 성공적인 다이어트를 이끌 수 있다.

TIP

잠을 잘 자야 살이 빠진다

미국 국립 정신 건강 연구소에서 성인 500명(27~40세)을 대상으로 13년간 조사한 결과 이 기간에 수면 시간이 여성은 평균 7.7시간에서 7.3시간으로, 남성은 7.1시간에서 6.9시간으로 각각 줄어들었고 이와 함께 체중은 평균 2.3kg 불어난 것으로 나타났다. 특히 수면 시간이 6시간 미만인 사람이 체중이 가장 많이 늘었다고 한다. 잠을 한두 시간 정도 적게 자면 호르몬과 화학 물질 분비에 영향을 미쳐서 살을 빼는 데 지장을 주는 것으로 알려져 있다. 잠을 잘 자는 것은 체중 감량에 많은 도움이 된다.

2. 스트레스 극복을 위한 노하우가 있어야 한다

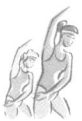

다이어트와 스트레스는 어떤 관계가 있을까. 결론은 밀접한 관계가 있다. 스트레스를 극복하지 못한다면 다이어트는 잘 안 된다.

스트레스는 우리 삶의 매 순간 발생한다. 뇌세포 활동을 일으키는 것이면 무엇이든 스트레스이다. 책을 읽고 식사를 하는 것을 우리는 스트레스로 여기지 않는다. 반면에 직장을 잃는다든가 연인과 헤어졌을 때는 스트레스라고 생각한다. 감정적인 동요가 심한 것만 우리는 스트레스로 여긴다. 그러나 배고픔을 느낀다든지 입학시험을 치른다든지, 주변 사람들의 죽음을 접하는 등은 모두 스트레스이다. 정도의 차이만 있을 뿐 모두 뇌에게 전해지는 스트레스인 것이다.

스트레스에는 두 종류가 있다. 가까운 사람의 죽음, 이혼, 해고 등은 나쁜 스트레스에 해당되고 결혼, 승진, 사업 번창 등은 좋은 스트레스다. 좋은 스트레스는 우리 몸을 보호하고 저항력을 강화시킨다고 한다. 적당한 스트레스는 면역력을 높이고 뇌를 튼튼하게 한다. 반면에 나쁜 스트레스는 우리 몸에 여러 가지 이상을 가져오게 한다.

우리가 살아가는 세상에 어찌 좋은 일만 있겠는가? 스트레스는 늘 존재하고 있다. 늘 나의 몸속으로 들어와 영향을 미치고 있다. 스트레스는 결국 내 마음의 문제인 것이다. 내가 어떤 마음을 먹는가가 가장 중요하다. 다이어트를 하면서 다이어트 자체를 스트레스라고 여기면 성공하기 어렵다. 반면에 다이어트를 즐긴다면 그 반대일 것이다. 운동선수들에게도 승부가 중요하지만 게임을 즐길 때 결과가 좋다. 스트레스에서 벗어났기 때문이다. 꼭 이겨야 한다고 생각하고 집착한 경기는 실패할 확률이 높다.

다이어트를 하면서 하루에 여러 번 체중을 재는 사람들이 많다. 아침에 일어나서 재고, 운동 다녀온 후에, 그리고 잠자기 전까지 세 번을 측정한다고 생각해 보자. 운동 다녀와서 몸무게가 얼마나 변했는지 궁금하여 체중계에 올라가면 기대에 못 미칠 때가 많다. 심지어 하루 일과를 마치고 저녁에 재어 보면 오히려 늘어난 경우도 있다. 하루에 물을 2ℓ 정도 마시니까 몸무게 2kg이 변동되는 것은 당연하다. 아침에 측정한 몸무게와 저녁에 측정한 것이 다를 수 있다. 괜히 하루에 여러 번 체중을 측정해서 스트레스를 받는 것이다. 필자는 다이어트를 할 때는 하루 한 번만 체중을 재라고 한다.

다이어트를 위한 운동을 할 때도 마찬가지다. 운동 자체를 즐겨야만 된다. 하기 싫어서 억지로 한다면 차라리 관두는 것이 낫다. 운동을 하다 보면 어떤 날은 하기 싫을 때가 있다. 그럴 때는 절대로 운동에 매달리면 안 된다. 목표치를 달성하기 위해서 억지로 강행하다 보면 결과는 반대로 치닫는다. 스트레스를 받으면서 하는 운동이라면 하지 마시라. 도움이 될 수 없기 때문이다.

다이어트로 인한 스트레스를 극복하기 위해서는 긍정적인 마음을 갖는 것이 중요하다. 다이어트를 해서 건강이 개선되며, 미용에도 도움이 되기 때문에 잠시 고생하는 과정이라는 인식이 중요하다. 시작할 때 즐겁게 시작해야 하며, 도중의 시련도 긍정적인 사고로 극복해야 할 것이다. 방법은 각자가 스스로 터득해야 한다.

운동은 스트레스 백신이라는 말을 들어 보았는가. 운동 중에서 걷기는 특히 스트레스 해소에 좋다고 한다. 스트레스 받을 일이 생기면 말없이 뛰쳐나가서 걸어라. 걷는 것은 뇌에 자극을 주고 스트레스 극복에 도움을 준다. 뇌에서 분비되는 신경 전달 물질들이 풍부하게 되어서 스트레스가 극복된다. 걷기뿐만 아니라 근력 운동이나 스트레칭도 스트레스를 극복하는 데 도움이 될 것이다.

스트레스를 극복하기 위한 스스로의 노력이 있어야 한다.

스트레스는 비만과 상관관계가 있다 TIP

대한 한방 비만 학회 2007년 추계 학술 행사에서 경희대 동서신의학병원 비만 체형 클리닉의 송미연 교수는 스트레스와 비만, 그리고 염증이 유의한 상관관계가 있으며, 이 세 요소가 서로 맞물려 작용한다고 발표했다. 즉 염증의 진행은 내장 지방의 양을 특징짓고, 물질대사와 밀접한 관련이 있는 심장 혈관 질환 등을 일으키는 주요한 위험 요인이 된다는 것이다. 또 송 교수는, "내장 지방은 스트레스나 우울증, 자기 존중 등과 밀접한 연관 관계가 있고 반복된 급·만성 스트레스성 상태는 염증의 진행을 유발할 수 있으며, 규칙적인 운동을 한 사람은 내장 지방의 위험도가 낮아진다."고 밝혔다.

3. 칼로리는 이렇게 활용하자

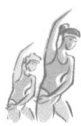

많은 여성들은 다이어트를 평생 해야 되는 숙명적인 것으로 생각한다. 몸매 관리 때문에 칼로리를 따져서 먹어야 하고, 먹고 싶은 것도 칼로리에 속박되어 마음대로 못 먹는다. 다이어트를 하려면 칼로리 북을 준비해야 하고, 칼로리 신봉자로 변해야 된다고 생각한다. 다이어트에 칼로리 개념이 도입되는 것은 당연하다. 그러나 칼로리를 따져서 하는 다이어트가 모두 성공적일 수 있을까?

물 1g의 온도를 1℃ 올리는 데 필요한 열량을 1칼로리로 정의하며, 보통 'cal'라고 나타낸다. 이것은 실험실에서 측정한 열량 단위를 말한다. 인체에 적용하면 어떤 결과가 올까? 섭취한 칼로리만큼 인체에 그대로 적용되지는 않는다. 칼로리는 식품 하나당 갖고 있는 열량이고, 그것을 섭취했다고 그대로 인체에 흡수되는 것은 아니기 때문이다. 우리 몸은 흡수하는 상태에 따라 같은 칼로리를 섭취했다고 해도 얻는 열량은 다를 수 있다.

먹는 것이 모두 흡수된다는 생각은 버려야 한다. 300kcal에 해당하는

라면을 먹었다고 그대로 우리 몸에 적용할 수 없다. 몇 백 칼로리를 소모하는 운동을 했다고 해서 그대로 효과가 나지 않는 것도 마찬가지이다. 우리 몸은 기계가 아니다. 실험실에서 측정된 식품의 열량 단위인 칼로리를 우리 몸에 똑같이 적용할 수 없다.

칼로리를 따져서 음식을 제한하고, 칼로리에 맞추어 운동을 한다는 개념은 버려라. 칼로리는 다만 그 식품이 얼마나 열량을 많이 함유하고 있는지, 그렇지 않은지만 파악하면 된다. 고칼로리 식품인지, 아니면 저칼로리 식품인지만 구별하면 된다. 골치 아픈 칼로리 북에 매달려서 스트레스 받을 필요가 없다. 우리는 기계가 아니기 때문에 몇 칼로리 먹고 몇 칼로리 운동해서 몇 킬로그램이 빠진다는 건 기준일 뿐 그대로 되지도 않는다.

다이어트를 하면서 운동을 해야 되는데 지나치게 무리하게 하면 전혀 몸무게가 안 빠진다. '하루 종일 내가 소모한 칼로리가 얼마인데 이런 결과가 나오는가?' 하는 실망감에 체중계에서 내려오고 말지만 그 허탈감은 이루 말로 표현할 수 없다. 계산대로 되지 않는 우리 몸, 이것이 칼로리를 따질 필요가 없게 만든다. 칼로리는 다만 식품 선택의 기준 정도로 생각하자.

칼로리로 산출되는 열량과 관계되는 영양소는 탄수화물, 단백질, 그리고 지방이다. 비타민과 미네랄은 열량과는 관계가 없다. 탄수화물과 단백질은 우리 몸과 잘 적응되는 수용성 물질이다. 반면에 지방은 물성이 인체와는 잘 맞지 않는다. 지방을 열량이 되는 영양소로 지금까지 인식해 왔지만 인체 대사의 기능으로 보면 지방이 열량을 태워질 것인가에 대해서 논란이 일고 있다.

탄수화물과 단백질을 보면 열량이 되는 주된 영양소는 역시 탄수화물이다. 단백질은 우리 몸을 구성하는 영양소로 보아야 한다. 특별한 상황이 아니면 단백질은 열량을 내는 영양소가 아니다. 효소나 호르몬을 만드는 원료로서 단백질은 우리 몸에 중요한 기능을 하기 때문에 열량으로 소모시키는 영양소가 아닌 것이다. 열량이 될 수 있는 영양소는 오로지 탄수화물 하나뿐이라고 생각된다. 그래서 다이어트에는 탄수화물 섭취가 중요하다. 이렇게 중요한 탄수화물을 다이어트의 적으로 간주하는 사람들이 많다. 심지어 '탄수화물 중독증'이라고 표현하기도 한다.

칼로리와 관계되는 영양소는 탄수화물이다. 탄수화물의 적절한 섭취가 다이어트를 좌우한다. 탄수화물은 가장 중요한 에너지원이지만 다이어트를 할 때는 적절한 양만 섭취해야 한다. 지방을 빼기 위해서 탄수화물의 절제가 필요하다. 단백질도 필요량만큼은 먹어야 한다. 하지만 단백질도 많은 양이 필요하지는 않다. 탄수화물을 절제해 주어야 되기 때문에 상대적으로 단백질의 양을 늘려야 된다고 주장하는 것이다.

다이어트를 하면서 칼로리 신봉자가 될 필요는 없다. 칼로리는 실험실 환경에서 측정한 열량을 나타낸 단위이기 때문에 우리 몸에 그대로 적용될 수 없음을 명심하자. 때로는 칼로리를 잊어버리는 것도 필요하다.

칼로리는 참고 사항으로 활용하자   TIP

칼로리 : 일상생활에서 '칼로리'라는 말은 음식의 열량 단위이며, 영양학에서는 생리적 열량의 단위로서 칼로리를 사용한다. 생리적 열량을 계산할 때는 보통 단백질과 탄수화물이 1그램당 4kcal, 지방이 1그램당 9kcal, 알코올이 7kcal의 열량을 가지는 것으로 계산한다. 이는 실험식에서 측정한 열량 단위이고 섭취한 식품이 칼로리 계산만큼 그대로 흡수되지는 않기 때문에 칼로리는 참고 사항으로 이용해야 한다. 다이어트를 할 때 칼로리에만 매달리면 효과적인 감량이 쉽지 않을 때가 많다.

4. 다이어트 식단에 매달리지 말라

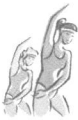

다이어트를 효율적으로 하기 위해서 식단에 의존하게 된다. 정해진 식단대로 먹으면 마음대로 먹는 것보다는 효율적인 다이어트가 되기 때문이다. 짜인 식단을 보면 그럴 듯해 보인다. 그런데 그 식단대로 실천을 하려면 여러 가지 어려움이 따른다. 짜인 식단대로 따르는 것보다는 취지를 이해하고 다이어트 식단을 실천하면 된다.

다이어트는 체지방을 줄이는 것이 목표다. 식단도 이러한 목표에 충실해야 된다. 그리고 건강에도 지장이 없어야 되기 때문에 영양소 균형이 중요하다. 신진대사가 활발해져야 근육 손실 없이 지방을 줄일 수 있다. 하루 세끼 식사를 기본으로 간식과 야식을 없애는 것이 좋다. 식사시간 이외에는 물을 충분히 마신다.

커피는 설탕과 프림을 뺀다면 문제가 없다. 식간에 커피를 마시는 것은 바람직하지 않으며, 반드시 식사 후에 마시도록 한다. 아침, 점심 식사 후에 한 잔씩, 하루에 두 번 정도는 괜찮다. 저녁에는 수면을 방해할 수 있기 때문에 피한다. 술은 절대 금물이다. 술을 마시면 체지방을 뺄 수가 없다. 체중은 감소되어도 지방은 줄지 않는다. 오히려 더 나쁜 상황이 오게 된다. 근육만 줄이게 되기 때문이다. 다이어트 식단에는 영양소를 균형 있게 섭취해야 한다. 탄수화물과 단백질 섭취를 잘 배분해야 한다. 운동도 병행해야 되기 때문에 탄수화물 섭취를 너무 줄이면 힘이 든다. 단백질 과잉 섭취가 되지 않아야 하며, 살코기나 우유보다 콩과 같은 식물성 식품을 이용하는 것이 바람직하다. 달걀 정도의 동물성 식품은 괜찮다.

야채의 비중을 높여야 하는 것이 다이어트 식단이다. 오이, 토마토, 당근, 무, 파프리카, 콩나물, 시금치, 아욱, 근대, 시래기 등등 허용되는 식품이 많다. 식이 섬유 공급을 충분히 하기 위해서 이러한 식품들을 식단에 반드시 포함시켜야 한다. 식이 섬유는 포만감과 지방 감소를 위해서 필요한 영양소인 것이다.

다이어트를 시작할 때 어느 정도의 성과가 있어야 한다. 그래서 보통 하루 금식을 하고 시작하기도 한다. 아니면 선식을 이용해 일시적인 체중 감량을 할 수도 있다. 초기 체중 감량은 상당히 중요하다. 이것이 바탕이 되어서 힘든 다이어트를 계속할 수 있게 된다. 성과가 없으면 지속할 수 없게 된다.

또한 식단에 매여서 너무 엄격하게 절제를 강요하면 그것 자체가 스트레스가 되어 바람직하지 않다. 다이어트는 즐기면서 해야 된다. 그리고 꾸준히 이어질 때 다이어트는 성공할 수 있다.

나 자신이 일상생활에서 실천할 수 있는 식단이 중요하다. 나만의 식단, 바로 그것이 중요하다. 적어도 한 달은 실천할 수 있는 식단을 다이어트 기본 원칙에 따라 스스로 만들어라. 식단에 매이지 않고 기본 원칙에만 충실하겠다는 생각으로 다이어트를 진행해라.

5. 체중은 하루에 한 번만 측정한다

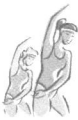

한 의원에 와서 다이어트를 하시는 분들을 보면 몸무게에 민감하다. 체지방 측정을 하고 내려오면 얼마나 빠졌는지가 최대의 관심사이다. 몇 백 그램의 변동에도 울고 웃는다. 예상보다도 많이 빠지면 좋아하지만, 그보다 적다면 반대이다. 물론 비용을 부담하면서 하는 다이어트이니 당연하다고 생각된다.

몸무게 감소에 대한 목표를 세우고 다이어트를 시작하면 체중에 대한 관심이 높아진다. 운동을 하고 나서 얼마나 빠졌을까. 하루 일과를 마친 후에는 변동이 얼마나 되었을까. 그래서 하루에도 여러 번 몸무게를 측정하게 된다. 그런데 여러 번 측정하는 몸무게 때문에 스트레스를 받을 수 있다.

다이어트를 할 때는 보통 2ℓ 정도 이상의 충분한 물을 마셔야 한다. 많은 양의 물을 마셔 주기 때문에 몸무게 변동도 그에 따라 춤을 추게 된다. 운동을 하고 난 후에 몸무게가 더 늘어나는 수도 있다. 저녁에 측정한 몸무게는 1kg이나 늘어나 실망하게 된다. 하루 종일 노력했는데 결과가 그렇기 때문이다. 그러나 걱정할 필요가 없다. 늘어난 것은 지방이 아니기 때문이다. 제지방이 늘어나서 몸무게가 올라간 것뿐이다.

몸무게는 지방 체중과 제지방 체중이 합쳐진 것이다. 제지방 체중은 몸무게에서 체지방 무게를 뺀 나머지, 즉 수분이나 근육을 말하는 것이다. 제지방 체중은 물을 마시면 증가한다. 물을 한 병 들고 체중계에 올라가나, 마시고 측정하나 같을 것이다. 물을 못 마시게 하면서 체중을 감소시키는 것은 바람직하지 못하다. 지방을 못 빼고 체중만 빼면 무슨 소용이 있겠는가. 물을 충분히 마시면서 다이어트를 해야 한다. 하루에 2ℓ 이상의 물을 마신다면 하루에 2kg의 체중 변동이 있을 수 있다. 하루에 몸무게가 왔다 갔다 하는 것은 그것 때문이다.

하루에도 몇 번씩 몸무게를 측정하는 것은 다이어트에 별로 도움이 되지 않는다. 몸무게는 계단식으로 변동이 된다. 일주일 만에 1kg 감소가 되는 것으로 본다면 하루 변동 폭이 없을 수도 있다는 이야기가 된다. 그리고 마시는 물의 양에 따라서도 변화는 클 수 있다. 몸무게에 연연해하지 말아야 되는 이유다.

하루 한 번 정도만 몸무게 측정을 하자.

체중 관리는 이렇게 해라   TIP

1. 아침에 기상해서 화장실 다녀온 직후에 체중을 잰다.

2. 아침에 측정한 이후로는 체중에 대해서 잊어버린다.

3. 특히 운동 다녀온 후에 변동에 대해서 기대를 하지 않는다.

4. 매일 측정한 체중을 기록한다.

5. 몇 달간 기록을 보관하면 훌륭한 자료가 된다.

6. 무리한 운동은 피하라

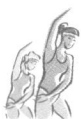

다이어트를 하면서 무리하게 운동하는 사람들이 있다. 빨리 감량 목표를 달성하기 위하여 운동에 매달리는 경우도 많다. 무슨 일이든 무리가 따른다면 문제가 많다. 우리 몸은 운동 시간에 따라서 효과를 볼 수도 있지만 그렇지 않을 때도 생긴다. 두 시간 운동을 했다고 해도 한 시간 운동한 효과보다 못할 수도 있는 것이다.

다이어트를 할 때 운동은 즐겨야 된다. 즐기는 운동이 진정 도움이 될 수 있다. 운동 자체가 스트레스가 되면 안 된다. 어떤 날은 운동하기 싫은 날이 있다. 그런 날에는 운동을 해도 운동 효과를 느낄 수 없다. 이미 스트레스가 되어 버린 운동은 다이어트에 도움이 되지 않기 때문이다.

다이어트를 하는 사람들은 마음이 조급하다. 빠른 감량을 위해 무리한 운동도 불사한다. 운동은 우리 몸의 원활한 기능을 유지하기 위해서 하는 것인데, 죽기 살기로 하는 운동은 다이어트에 도움이 되지 않는다. 그래서 죽기 살기로 하는 운동은 독이라고 한다. 운동은 자신의 능력에 맞는 정도를 적당하게 해야만 한다.

무리한 운동은 활성 산소를 증가시킨다고 한다. 활성 산소는 호흡으로 들어온 산소의 일부가 과산화물로 변하여 세포 조직을 손상시키게 된다. 활성 산소로 인해서 노화가 오게 되며, 노화 방지를 위해서는 활성 산소를 줄여야 한다. 다이어트를 위해서 무리한 운동을 하게 되면 득보다 실이 많아진다. 그래서 무리가 되지 않는 적절한 선에서 운동은 그쳐야 한다.

일반적으로 운동선수는 기록을 위해서 심한 운동도 마다하지 않는다. 구기 종목은 경기력을 높이기 위해서 많은 운동을 해야 한다. 즐기는 것이 아니라는 이야기다. 우리는 그렇지 않다. 운동은 얼마든지 즐기면서 할 수 있다. 다이어트를 할 때도 그래야만 된다. 빨리 가기 위해서 무리한 운동을 하면 그 결과는 실패로 돌아온다.

다이어트에서 운동은 우리 몸을 최적화하는 수단이라고 생각을 바꾸는 것이 좋다. 그러기 위해서 운동은 즐기면서 해야 된다. 운동에 부담을 느낀다면 운동이 스트레스가 되어 버린다. 무리한 운동이 된다면 그것도 마찬가지다. 운동은 다이어트를 성공시키는 수단이기도 하지만 신체 기능을 최적화해서 감량된 체중을 유지시켜 주기도 한다.

다이어트를 시작해서 열심히 하겠다는 마음으로 무리하게 운동에 매달릴 수 있다. 운동만으로 살을 빼겠다고 고집하는 사람들은 처음부터 강한 운동을 하게 된다. 운동의 효과는 적절한 식사 조절을 전제로 한다. 식사 조절이 없는 운동은 효과를 볼 수 없다. 다이어트에서 식사 조절은 첫 번째 덕목이고, 운동은 그다음이다.

운동은 조급한 마음을 버려야 한다. 자신의 운동 능력에 맞추어 조금씩 늘려 나가야 한다. 처음부터 무리한 운동을 하게 되면 다이어트에 성공할 수 없게 된다. 평소에는 운동할 시간이 없다고 주말에 몰아서 하는 운동 역시 무리한 운동이 될 수 있다.

다이어트에서 운동이란

운동이란 근육을 움직인다는 개념이다. 근육만 움직이면 모두 운동인가. 운동과 신체 활동은 어떻게 다른가. 큰 범위로 보면 신체 활동 안에 운동이 있는 것으로 이해하면 된다. 신체 활동이나 운동, 모두가 신체적인 움직임을 말한다.

신체 활동이란 근육의 수축 작용으로 인해 안정 시 대사량을 상회하는 신체적인 움직임이다. 그러나 운동과는 달리 목적, 체계, 반복, 계획 같은 구체성이 포함되어 있지 않다. 반면에 운동이란 계획적이고 체계적인 신체적 움직임이며, 체력 향상이나 체중 조절 같은 목적성을 가진 반복적 근육 수축을 말하는 것이다. 운동은 신체 활동과는 다르게 시간과 강도를 조절하고, 얼마만큼 할 건지를 정해서 이루어진다.

신체 활동은 일상생활에 나타나는 모든 신체적인 움직임을 말한다. 집에서 가사 활동을 한다든가, 직장에서 업무를 위해서 여기저기 다녀야 하는 일은 신체 활동에 속한다. 이런 면으로 보면 운동은 신체 활동보다 제한적인 개념을 가지고 있다.

다이어트를 할 때 에너지 대사를 높여야 한다는 측면으로는 운동을 포함한 모든 신체 활동을 다 포괄하는 것이 좋다. 운동은 다이어트를 할 때 체지방을 줄이는 것도 중요하지만 감소된 체중을 유지한다는 장기적인 관점에서 더욱 중요하다.

7. 식이 섬유를 많이 섭취한다

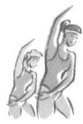

식이 섬유는 인간의 소화 효소로는 가수 분해되지 않는, 다시 말해 인체의 소화 기관에서 소화·흡수되지 않고 그대로 배설되는 난소화성 다당류를 총칭하는 말로 흔히 섬유질, 섬유소, 파이버(fiber) 등으로 불리고 있는 물질이다. 식이 섬유는 우리의 건강 유지에 무척 중요하다. 다이어트에는 말할 것도 없다.

식이 섬유의 기능은 팽윤과 흡착, 이 두 가지로 요약해서 기억하라. 식이 섬유는 우리 몸에 들어가면 부피가 엄청나게 커지게 된다. 포만감을 느끼게 하는 기능, 바로 이것이 다이어트에 유용하게 이용될 수 있는 이유이다. 이렇게 커진 식이 섬유는 많은 물질을 흡착해서 배설시키는 역할을 하고 있다. 지방을 비롯해서 콜레스테롤, 담즙산, 중금속 등을 흡착해 우리 몸 밖으로 내보낸다.

식이 섬유는 수용성 섬유질과 불용성 섬유질로 나뉘는데, 수용성 섬유질은 물에 녹아서 젤리 상태로 변하게 되는 섬유질로 살구·키위·사과·바나나 등의 과일, 양상추·브로콜리·오이·당근·무 같은 야채,

다시마 · 미역 · 김 등의 해조류에 풍부하게 들어 있다.

불용성 섬유질은 자신의 무게보다 거의 30~40배나 많은 수분을 흡수하기 때문에 변의 양을 늘리고 장의 연동 운동을 원활하게 한다. 김치와 콩나물 등의 나물류, 고구마 · 감자 · 옥수수 · 현미 등의 채소와 곡류, 팥 · 대두 · 된장 · 녹두 등의 콩류 식품, 버섯에 풍부하게 들어 있다.

식이 섬유가 함유된 음식은 일단 입에서 오래 씹게 된다. 덕분에 음식물을 천천히 섭취하게 만든다. 오래 씹게 되면 침샘 효소인 프티알린 분비도 늘어나서 소화를 돕게 된다. 소화 위장관에서 포만감을 느끼게 해 주는 식이 섬유는 다이어트에 정말로 필요한 영양소가 아닐 수 없다. 또한 혈당도 서서히 높여 주기 때문에 인슐린의 급격한 분비도 방지한다. 안정적인 인슐린 분비는 비만을 막아 준다.

소화 기관의 상단부인 위장과 소장에서 소화되지 않은 식이 섬유는 대장에서 공생하고 있는 박테리아에 의해 분해된다. 대장으로 내려가서는 유산균 같은 유익균들의 먹이로 제공된다. 장 건강에 크게 이바지하고 있는 것이다. 유산균을 번성하게 해서 대장균과 같은 유해균을 억제하는 작용을 한다. 그래서 대장암을 예방할 수 있게 되는 것이다.

식이 섬유는 다이어트를 할 때는 하루에 40g이 넘도록 많은 양의 섭취를 권하고 있다. 다이어트와 식이 섬유의 궁합은 환상적이기 때문에 많이 섭취하라는 것이다. 식품으로 그 정도의 양이 어렵다면 보충제를 복용해서라도 식이 섬유 섭취를 늘릴 필요가 있다. 식이 섬유의 체중 조절 효과는 혈중 콜레스테롤 같은 지용성 물질을 흡착 배설하는 기능과 음식물이 위에서 장으로 배출되는 시간을 지연시켜 오랫동안 포만감을 느끼게 하여 과식을 방지하는 것으로 요약할 수 있겠다.

식이 섬유는 다이어트에 많은 도움을 주는 반면에 미네랄과 비타민

의 흡수를 방해할 수가 있다. 다이어트 기간에 칼슘 같은 미네랄 보충
제를 활용하는 경우엔 식이 섬유를 피해야 한다. 식이 섬유와 함께 섭
취하면 식이 섬유에 흡착되어서 배설되기 때문이다. **콜레스테롤 같은**
지용성 물질은 식이 섬유에 흡착이 잘되는데, 지용성 비타민의 경우도
마찬가지다. 지용성 물질을 흡수해 버리는 식이 섬유의 기능은 다이어
트에는 장점으로 작용하고 비타민과 미네랄의 흡수에는 단점으로 작용
하게 된다.

다이어트를 시작하면 섭취하는 음식량이 줄게 된다. 줄어든 음식량은
매일 배변을 할 수 없게 만든다. 대장은 충분한 음식 찌꺼기가 차야만
움직이기 때문에 적은 양의 음식이 들어오면 며칠을 모아서 배변을 시
키게 된다. 다이어트를 할 때 충분한 식이 섬유를 섭취해 준다면 배변량
도 늘리고 원활한 배변 기능을 유지하게 된다.

식이 섬유는 다이어트와 가장 궁합이 잘 맞는 물질이다. 팽윤과 흡착
이라는 식이 섬유의 기능성은 다이어트에 유용하게 활용할 수 있다.

TIP

다이어트에는 식이 섬유 섭취가 중요하다

1. 식이 섬유는 포만감을 느끼게 해 준다. 배고픔을 느끼지 않게 하는 식이 섬유의 기
   능은 다이어트에 유용하게 이용될 수 있다.
2. 우리 몸 안에서 부피가 커진 식이 섬유는 지방이나 콜레스테롤 같은 지용성 물질
   을 흡착해서 배설시키기 때문에 다이어트에 중요하다.
3. 혈당을 서서히 높여 주기 때문에 인슐린의 급격한 분비도 방지하여 비만을 막아
   준다.
4. 다이어트를 할 때, 식이 섬유는 하루에 40g이 넘도록 많은 양을 섭취하는 것이
   좋다.

8. 콩 음식을 활용하자

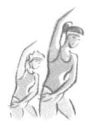

콩에 들어 있는 성분들은 다이어트에 유용하게 사용할 수 있다. 콩은 40%의 높은 단백질과 약 20% 정도의 지방을 함유하고 있는 고단백·고지방 식품 소재이다. 콩에 함유된 단백질의 아미노산 조성은 육류의 단백질보다도 인체에 유익한 성분이 많다고 한다. 지방은 불포화 지방산이 80% 정도로 구성되어 있다.

불포화 지방 중에 리놀레산이 60% 정도를 차지하고 있으며, 올레산 12~15%, 리놀렌산이 6~7% 들어 있다. 포화 지방인 팔미트산과 스테아르산도 전체의 20% 정도 들어 있어 인체가 요구하는 지방이 콩 음식만 섭취해도 충분할 정도로 구성되어 있다. 불포화 지방이 많은 콩은 체지방의 계면 장력을 낮추어서 이동성을 원활하게 한다. 이러한 기능은 지방 배출을 주목적으로 하는 다이어트에 많은 도움을 주게 된다.

또한 지방과 함께 공존하고 있는 레시틴은 지방 유화에 직접적으로 관여하고 있다. 레시틴은 담즙에 20~30% 정도 함유되어 지방 소화를 돕는 물질인데, 콩에 함유된 레시틴은 콜레스테롤과 포화 지방산의 녹는점을 낮추게 된다. 콩에 함유된 지방과 레시틴은 체지방을 낮추는 데 도움을 줄 것이다.

콩이 갖고 있는 식이 섬유는 셀룰로오스, 헤미셀룰로오스, 그리고 리그닌으로 구성된 비수용성 식이 섬유이다. 비수용성 식이 섬유는 수분 포획 능력이 대단하기 때문에 콩을 섭취하면 포만감을 쉽게 느끼게 한다. 여러 가지 야채와 함께 콩을 곁들인다면 배고프지 않게 다이어트를 할 수 있게 된다.

이러한 기능을 이용하려면 두부나 두유 형태로 섭취하는 것보다는 콩비지 형태가 좋다. 두부나 두유는 제조 과정에서 식이 섬유를 제거해 버린 식품이기 때문이다. 다이어트를 할 때 콩을 직접 갈아 콩비지나 콩국수 국물 형태로 섭취한다면 많은 도움이 될 것이다. 그도 어렵다면 재래시장에서 여름철에 파는 콩물을 이용하는 것도 좋다. 콩을 통째로 마쇄(磨碎)한 형태가 다이어트에 도움이 된다.

콩을 믹서에 넣고 갈면 거품이 생긴다. 콩 사포닌 때문이다. 콩 사포닌도 다이어트에 도움을 줄 수 있는 물질이다. 콩 사포닌은 친수 친유가가 높은 물질이라서 비누와 같은 기능을 한다. 옛날에는 콩 사포닌으로 머리를 감기도 했다. 친수 친유가는 기름이 물과 어울리는 정도를 파악하는 기준인데, 사포닌은 10으로 가장 높다. 반면에 지방 소화에 관여하는 레시틴의 친수 친유가는 3~5 정도라고 한다. 지방 때를 벗겨 내는 비누 수준이 사포닌의 기능이라고 보면 된다. 사포닌은 팥에도 들어 있다. 인삼, 도라지, 더덕에도 사포닌은 함유되어 있다. 인삼 사포닌은 진세노사이드라고 해서 약 30여 종이 있다. 인삼의 효과도 사포닌에 의한 것으로 파악하고 있으며, 인삼 제품에는 반드시 진세노사이드라는 인삼 사포닌이 들어 있어야 한다. 콩에 함유된 사포닌은 약 다섯 가지 정도가 있다고 한다.

콩에는 탄수화물이 들어 있는데, 전분의 형태가 아니고 거의 소화되지 않는 식이 섬유 같은 것들이다. 모두 올리고당 형태로 들어 있다. 콩을 소재로 한 식품을 먹고 나면 가스가 잘 배출되는 현상은 그 때문이다. 포도당, 과당, 젖당으로 구성된 콩 올리고당은 배변 상태를 개선시켜 준다. 변비를 예방할 수 있고, 유익균의 증식에 많은 도움을 준다. 물론 다이어트에 도움을 준다.

이와 같이 콩에는 다이어트에 유익한 성분들이 많다. 질 좋은 단백질, 불포화 지방이 많이 함유된 지방, 지방 유화를 해주는 레시틴, 배변 개선 기능이 있는 올리고당, 그리고 친수 친유가가 높은 사포닌까지 콩은 다이어트를 위한 유익 성분들이 많이 들어 있다.

콩을 다이어트에 활용하는 가장 쉬운 방법은 삶아 먹는 것이다. 콩을 삶아서 냉장고에 보관한 후에 야채를 먹을 때마다 함께 먹는 것이다. 식사 때도 같이 먹는 것이 좋다. 그렇게 하면 배고픔을 느끼지 않게 된다. 밥에다 섞어 먹는 것 역시 좋다. 메주콩이든 검정콩이든 별로 상관없다.

콩을 섭취하는 또 다른 방법은 갈아서 먹는 것이다. 콩은 많은 양의 인산 성분도 함유하고 있기 때문에 이를 제거해야 좋다. 제거하는 방법이 물에 8시간 정도를 담가 두는 것이다. 잠자기 전에 콩을 물에 담가 둔다. 아침에 콩을 10여 분간 삶아서 믹서에 갈면 된다. 집에서 만드는 두유라고 할 수 있다. 아침과 점심 때 콩물을 곁들인 식사를 한다면 다이어트에 많은 도움이 된다. 평소에도 이렇게 콩을 섭취하면 건강에도 물론 좋다.

다이어트에 콩 식품을 활용하자.

9. 다이어트 기간에는 보충제가 필요하다

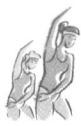

다이어트 기간에는 음식을 제한하기 때문에 영양소 결핍이 올 수 있다. 그리고 운동도 많이 해야 하기 때문에 활발한 에너지 조달을 위해서 보충제가 필요하다. 전문가들도 다이어트 기간에는 보충제를 활용하는 것을 권하고 있다.

다이어트를 하는 입장에서 보충제에 대한 정보가 너무 많아 혼란스러운 면이 없지 않다. 또한 시판되는 제품은 홍수를 이루고 있어서 어떤 제품을 선택해야 할지도 판단하기 쉽지 않다. 다이어트를 할 때 필요한 보충제를 알아보자.

가장 먼저 필요한 보충제는 식이 섬유 제품이라고 할 수 있다. 다이어트에 식이 섬유 공급은 누구나 수긍한다. 포만감을 느끼게 하고, 지방 배설에 도움을 주기 때문이다. 시중에 나와 있는 제품은 식이 섬유 한 가지 성분은 드물고 대부분 복합 성분이 많다. 가급적 복합 성분은 피하는 것이 좋을 것 같다. 예를 들어 차전자 피 제품을 보충제로 먹고 싶으면 차전자 피 100% 제품으로 선택하라는 것이다. 차전자 피 이외에 카

르니틴이나 가르시니아 캄보지아와 같은 복합 제품은 피하라는 것이다.

식이 섬유는 포만감을 느끼게 해주고 지방을 배출해 주는데 이러한 기능만을 활용하자는 것이다. 여기에 이것저것 살 빼는 데 좋다는 성분을 추가한 제품을 선택하다 보면 보충제에 의존하는 다이어트가 되기 쉽다. 보충제는 다이어트를 보조하는 정도에 그쳐야 한다.

단백질 보충제를 권하는 전문가도 있다. 운동으로 근육이 소실되는 것을 방지하고 단백질 부족을 방지하기 위해서이다. 이러한 보충제보다는 음식으로 하는 것이 낫지 않을까 생각한다. 계란이나 콩 식품을 활용한다면 단백질 섭취는 충분하다. 다이어트 기간에 단백질의 양을 높일 것을 권하지만 단백질은 많이 먹어서는 안 되는 영양소이다. 다이어트 기간이라고 해서 단백질 섭취에 보충제까지 동원해야 할 이유가 없다.

비타민은 뭘 먹는 게 좋을까? 비타민 종류들도 다양해서 선택하기에 판단이 서질 않는다. 비타민은 수용성 비타민을 권한다. 지용성 비타민도 필요하지만 식품으로 해결하는 것이 좋다. 지용성 비타민은 지방과 같은 물질이라고 생각하면 된다. 그리고 많은 양이 들어오면 지방 조직에 축적된다. 하루 필요량이 극히 적기 때문에 식품으로 섭취하는 것이 좋다. 수용성 비타민 중에 비타민 B군과 비타민 C가 있다.

비타민 C는 체내의 모든 대사를 활성화하기 때문에 다이어트에 도움을 줄 수 있다. 다이어트를 하면 음식을 제한해야 되고 운동도 해야 되기 때문에 인체 대사 기능에 많은 부담이 올 수밖에 없다. 비타민 C는 다이어트를 할 때 우리가 생각하는 것 이상으로 대사를 정상화해 준다. 또한 비타민 C는 다이어트 부작용을 많이 줄여 준다. 피부가 푸석해지고 주름져 보이는 현상을 예방할 수 있다. 미네랄 흡수가 증진되어서 전체적인 대사가 좋게 조절되어 다이어트에 힘이 안 들게 된다. 그리고 다이어트에서 오는 스트레스도 줄이게 된다.

비타민 B군도 수용성 비타민이지만 에너지 대사에 작용하는 미량 비타민이다. 비타민 C처럼 용도가 다양하지도 않으며, 필요량도 많지 않다. 그리고 지용성 비타민인 비타민 A, 비타민 D, 비타민 E, 비타민 K 등은 수용성 비타민과는 다르게 수용성 매체인 우리 몸에 부담을 줄 수 있는 비타민들이다. 비타민 C는 보충제로 활용하고, 나머지 비타민들은 식품으로 섭취하는 것이 좋다.

미네랄 섭취는 어떠한가? 가장 많이 소모되는 칼슘을 선택하는 것이 좋다. 칼슘은 근육 운동에 동반되는 미네랄이다. 심장이 박동할 때 필요한 미네랄이기 때문에 하루 종일 소모량이 많다. 운동을 해주어야 하는 다이어트에 칼슘이 필요한 이유다. 또한 지방 배출에도 도움이 되기 때문이다. 그리고 다이어트에 따른 각종 인체 대사 기능 최적화에 칼슘이 도움 된다. 그래서 다이어트에는 비타민 C와 함께 칼슘 섭취를 권장하고 있는 것이다.

다이어트 보충제가 목적이라면 종합 영양제로 섭취하는 것보다는 칼슘과 비타민 C를 개별적으로 섭취하는 것이 좋다.

제5장

비만, 아는 것만큼 극복할 수 있다

1. 다이어트에는 왕도(王道)가 없다

2. 비만의 대부분의 문제는 음식에 있다

3. 다이어트는 나 자신과의 싸움이다

4. 시작하겠다는 생각을 했으면 미루지 마라

5. 요요 현상까지 고려해야 한다

6. 체중과 체지방은 계단식으로 빠진다

7. 약물 처방이나 건강 기능 식품도 다이어트 보조 수단임을 명심하라

1. 다이어트에는 왕도(王道)가 없다

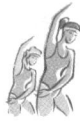

현대는 정보의 시대다. 많은 정보가 인터넷 공간에서 유통되고 있다. 특히 다이어트에 대한 정보는 넘쳐 난다. 인터넷 공간 말고 서점에도 다이어트 정보는 무척 많다. 지구상에 존재하는 다이어트 방법이 무려 2만 8천 가지나 된다고 한다. 다이어트 방법이 많다는 것은 왕도가 없음을 말해 준다. 한때 사람들의 이목을 끌었던 유행 다이어트, 그리고 지금 이 시간에도 새롭게 생겨나는 다이어트까지 다이어트 방법은 너무도 많아서 우리를 혼란스럽게 한다.

많은 다이어트 방법이 난무한다는 것은 다이어트가 난공불락의 존재임을 상징하기도 한다. 해마다 누구누구식 다이어트, 무슨 다이어트 등 각종 다이어트들이 유행처럼 번져 나가고 있다. 어느 연예인이 무슨 다이어트를 해서 살을 쫙 뺐다더라, 맘껏 먹고도 이것만 하면 된다더라 등 근거도 없고 이론도 없는 다이어트 방법들이 미신처럼 떠다니고 있는 것이 지금 우리 주위의 현실이다.

다이어트는 음식 조절이 반드시 필요하다. 하지만 그것만으로는 성공하지 못한다. 운동도 해야 하며, 정신적인 스트레스도 조절해야만 한다. 그리고 사람마다 다른 체질적인 요인도 고려해야 한다. 무엇보다도 단기적인 관점으로 하는 다이어트는 실패할 확률이 높다. 꾸준한 식이 조절과 운동, 그리고 생활 습관 개선을 통하지 않고서는 모래 위에 성을 쌓는 것과 다름이 없다. 그런데도 사람들은 여전히 유행 다이어트를 쫓고 있다.

다이어트를 시작한 사람들은 마음이 조급하다. 빠른 효과를 느끼고 싶은 욕망도 크다. 유행하고 있는 대부분의 다이어트 방법들은 빠른 감량 효과를 느낄 수 있기 때문에 많은 사람들이 애용하고 있다. 다이어트를 하더라도 적당한 영양을 고려해야 건강을 해치지 않는다. 예를 들어 한 가지 음식만 먹는 다이어트는 빠른 감량을 가져오는 반면에, 부작용이 있기 마련이다.

그리고 다른 사람들의 성공 사례는 나 자신에게도 그대로 적용되리라 생각한다. 그래서 유명 연예인이 했다는 다이어트를 그대로 따라 하기도 하며, 주변 사람들이 효과를 보았다는 다이어트에 매달린다. 그러한 다이어트 방법들이 부작용이 엄청나다는 사실 같은 것은 고려의 대상이 아니다. 오로지 남들이 성공했다는 것이 나 자신에게도 똑같이 적용되리라는 생각에서 다이어트에 뛰어든다. 그러나 사람마다 체질이 다르며, 같은 다이어트 방법이라 해도 다른 사람의 성공이 곧 나의 성공은 아니다.

사람들은 자신의 체질과 주변 환경을 무시한 채 유행하고 있는 다이어트에 끊임없이 매달린다. 다이어트는 장기적인 관점에 접근해야 한다. 특정한 다이어트로 특별한 효과를 볼 수 있다는 생각은 버려야 한다. 또한 다이어트의 궁극적인 목표가 무조건 몸무게의 감량만이 아니다. 체지방을 빼지 못하면 실패한 다이어트가 된다.

다이어트에 성공하기 위해서는 음식 조절과 운동 같은 기본에 충실해야 한다. 이 세상에 존재하는 다이어트는 왜 그렇게 많은가? 황제 다이어트, 물 다이어트, 덴마크 다이어트, 곤약(崑蒻) 다이어트, 효소 다이어트, 분유 다이어트, 저인슐린 다이어트, 오메가 다이어트, 사과 다이어트 등 헤아릴 수 없이 많다. 이러한 다이어트는 대부분 일시적인 효과에 그친다는 사실을 명심하자. 절대로 오래 지속할 수 없는 방법들이 대부분이다. 이러한 다이어트에 오래 매달린다면 건강을 해치기 쉽다. 그보다도 중요한 것은 체지방을 감소시켜 주는 다이어트가 아니라는 점이다. 대부분 수분이나 근육을 줄여 주는 제지방 감소 다이어트라고 보면 된다.

유행이란 특정한 행동 양식이나 사상 따위가 일시적으로 많은 사람의 추종을 받아서 널리 퍼지는 것을 말한다. 유행 다이어트라는 것은 잠시 많은 사람들이 애용하다가 조금 지나면 잊히는 것이 대부분이다. 많은 방법론이 존재한다는 점에서 다이어트에는 왕도가 없다.

2. 비만의 대부분의 문제는 음식에 있다

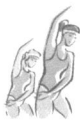

비만의 원인은 다양하다. 유전적인 문제에서부터 환경적인 원인, 그리고 스트레스까지도 비만의 원인이라고 한다. 비만의 원인이 다양하지만 대부분의 문제는 음식에 있다. 비만은 결국 과칼로리에 따른 결과이다.

다이어트는 음식 조절에서 시작된다. 음식 조절 없이 운동만 한다면 성공률이 극히 낮다. 인체는 300kcal의 밥 한 공기로 한 시간을 걸을 수 있는 효율을 가지고 있다. 인간이 만든 자동차와 같은 내연 기관보다도 훨씬 효율이 좋다. 그래서 운동만으로는 다이어트에 성공하기가 어렵다. 반드시 음식 절제가 따라야 하는 이유다.

한국인은 하루 평균 2,500~3,000kcal 정도를 섭취한다. 외식이나 회식이 있다면 이것보다 더 많은 칼로리를 섭취하게 된다. 너무 많이 먹고 있는 것이다. 거기에다 패스트푸드가 많고, 기름에 조리한 것들이 주종을 이룬다면 비만해질 수밖에 없다. 평균 세 명 중에 한 명은 비만일 정도로 우리나라도 심각한 수준이다.

비만의 원인을 다른 곳에서 찾을 필요가 없다. 대부분의 문제는 우리가 먹는 음식에 있다. 너무 많이 먹고, 기름지게 먹는 데서 비만의 원인을 찾아야 한다. 이러한 문제부터 바꾸는 것이 다이어트의 첫걸음이다. 유전적인 문제나 정신적인 스트레스는 그다음이다.

먹고 있는 음식량을 줄이지 않으면 다이어트에 성공할 수가 없다. 성공적인 감량을 달성했다고 하더라도 적절한 양 이상의 음식물 섭취는 계속 문제가 될 수 있다. 먹고 운동하면 된다는 생각, 운동으로도 비만을 해결할 수 있다는 생각은 버려야 한다. 운동은 우리 몸의 기능을 유지하고, 건강한 다이어트를 하기 위한 보조 수단인 것이다. 결국 음식을 줄여야만 다이어트에 성공할 수 있으며, 빠진 체중도 유지할 수 있다.

건강을 유지하기 위한 한국인 성인 1일 섭취 칼로리 권장량은 남자는 2,500kcal, 여자는 2,000kcal로 설정되어 있다. 이를 한 끼로 환산해 보면 650~850kcal 정도가 된다. 이 정도 열량은 밥 한 공기에 반찬과 찌개나 국을 곁들이는 정도로 볼 수 있다. 우리 현실에서 집에서만 식사를 한다면 이 정도의 열량 섭취에 그칠 수 있다. 하지만 사회생활도 해야 되기 때문에 많은 칼로리 섭취가 나도 모르게 이루어지게 된다.

우리 문화는 남녀를 막론하고 먹는 것으로 사람과의 관계가 시작된다. 부모 자식 간에도 먹여 보내야 마음이 편하다. 각종 모임은 먹는 것으로 만남이 이루어진다. 인터넷에도 맛집에 대한 정보가 넘친다. TV도 먹는 것에 대한 프로그램이 너무 많이 나온다. 사회생활을 한다면 1일 권장량을 지킬 수 없다. 매일 우리 몸에 넘치는 열량을 쌓게 된다. 비만은 이런 생활이 오래 쌓인 결과인 것이다.

이러한 상황을 바꾸어야 되지 않겠는가. 다이어트는 적게 먹는 것을 실천하는 첫걸음으로 생각하라.

3. 다이어트는 나 자신과의 싸움이다

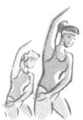

다이어트에 성공한다는 것은 스스로 노력한 결실이다. 운동을 열심히 하든, 음식을 절제하든 모든 것이 노력인 것이다. 과거와 달리 다이어트에 대한 웬만한 정보는 인터넷 공간에서 쉽게 접할 수 있다. 어떤 방법으로 해야 되는지를 파악하는 데 그리 오래 걸리지 않는다. 방법을 몰라서 다이어트를 못하는 것이 아니라는 이야기다.

다이어트를 위해 한의원을 방문하시는 분 중에 본인의 의사와 관계없이 끌려오신 분도 있다. 대부분 부모가 자식을 끌고 오는 것이다. 본인은 전혀 다이어트를 하겠다는 의지 없이 부모의 강권에 어쩔 수 없이 따라온 경우다. 아무리 좋은 처방인들 본인의 의지가 없는데 제대로 되겠는가? 다이어트는 스스로 해야 하는 것이다.

비만은 오랜 시간 동안 나 스스로가 제공한 원인 때문에 발생한다. 다이어트는 이것을 되돌리는 작업이다. 우선 음식 조절에 대해서 생각해 보자. 간식과 야식 같은 주전부리를 즐기지는 않았는지? 기름지게 먹는 식생활은 없었는지? 아무 때나 생각 없이 먹는 식생활을 해 오지는 않았는지? 스트레스를 받으면 먹는 것으로 풀려 하지는 않았는지? 나 스스로 식생활을 해 온 것에 대한 반성으로 다이어트를 시작해야 한다. 고쳐야 될 부분이 인정된다면 그것을 개선하기 위해서 노력하자.

별로 먹지도 않았는데 비만해졌다고 주장하는 사람도 있다. 그런 사람은 자신이 해 온 식생활에 대한 보다 더 자세한 검토가 필요하다. 비만한 사람은 식생활에 무언가 확실히 문제가 있다. 그것을 꼭 파악해야 한다. 다이어트에 성공하려면 내 자신의 식습관을 돌아보아야만 한다.

비만한 사람은 일상 활동을 게을리 하는 면이 많다. 이것이 쌓이면 비만하게 될 수 있다. 하루 동안에 이루어지는 신체 활동을 검토해 보아야 한다. 짧은 거리도 차를 타고 가야 하고, 책상에 앉아 있는 시간이 많은 생활 속에서 운동 부족은 자연스럽게 비만을 가져올 수 있다. 그러나 이러한 운동 부족보다도 식습관이 더 크게 작용한다. 그래서 다이어트는 음식 조절로 시작되는 것이다.

누구나 적게 먹고 운동한다면 다이어트는 성공할 수 있다. 나 스스로 다이어트를 못하고 전문가의 도움을 받게 되었다 하더라도 결국 다이어트를 하는 것은 나 자신이다. 전문가는 방법을 제시하고, 관리를 해주는 정도의 역할에 그친다.

비만은 잘못된 나 자신의 생활 습관 때문에 오는 것이고, 다이어트는 이것을 해결해야 된다. 누구의 도움을 받는 것을 떠나서 결국은 스스로 할 수 밖에 없는 것이 다이어트다. 결자해지(結者解之)라는 말이 있다. 문제를 일으킨 사람이 스스로 해결한다는 뜻이다. 다이어트에 딱 맞는 고사 성어가 아닐 수 없다.

다이어트는 나 자신과의 싸움이다.

4. 시작하겠다는 생각을 했으면 미루지 마라

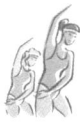

'시작이 반'이라는 말이 있다. 시작만 하면 절반은 달성했다는 뜻이다. 많은 세상사가 그렇겠지만 다이어트도 시작이 어렵다. 다이어트를 해야겠다는 생각은 가지고 있으나 막상 실천하려면 쉽게 잘 안 된다. 만일 시작하겠다는 생각을 했다면 절대 미루지 말고 당장 시작하라. 빠른 실천이 중요한 것이 다이어트이다.

다이어트를 하려고 생각하면 웬 모임은 그렇게 많은가? 만나야 될 사람들도 줄을 서서 있다고까지 생각하게 된다. TV에서 나왔던 유명하다는 맛집에도 가 봐야 될 텐데 어떻게 다이어트를 시작하겠는가? 다이어트를 시작하면 먹지 못한다는 강박관념이 있는 것 같다. 시작하기 전에 실컷 먹고 하겠다는 사람들도 가끔 있다.

다이어트를 생각하는 사람들은 평소에 그 필요성을 느끼고 있었던 것이다. 언젠가는 다이어트를 해야 되겠는데 엄두가 안 나서 실천을 미루고 있었던 사람들이다. 자꾸 미루다 보면 실천은 점점 어렵게 된다. 혼자 사는 세상이 아니기 때문에 나에게 딱 맞는 다이어트 기회가 쉽게 오지 않는 것이다.

다이어트를 시작하려면 많은 준비를 해야 한다. 다이어트에 대한 기본 지식도 습득은 물론이고, 철저한 실천 계획이 수립되어야 한다. 다이어트 자체가 간단히 달성될 수 없기 때문에 사전 준비는 반드시 필요하다. 많은 준비를 생각하면 머리가 아파 온다. 이러한 것들을 다 감당할 수 있을지도 의문이고, 막상 실천하려니 걱정도 된다. 그래서 실천을 자꾸 미루게 된다. 마음은 있는데 실천은 자꾸 밀려나게 된다. 해야된다는 정신적인 부담만 가진 채 다이어트는 자꾸만 뒷전으로 밀려나게 된다.

시작해야 된다는 동기만 확실하다면 망설이지 말고 당장에 시작하라. 이런저런 준비들은 미흡해도 상관없다. 진행하면서 정보도 얻고, 실천 의지도 다지면 되는 것이니까. 마음속에서만 다이어트가 떠돌고 있으면 무슨 소용인가? 성공을 하든 실패를 하든 시작을 해야만 결과가 있는 것이 아닌가?

망설이는 이유 중에는 실패에 대한 두려움도 있다. 요요 현상 같은 것까지도 생각하게 된다. 현실 생활에서 어떤 일이든 실패를 두려워해서는 성공할 수 없다. 한두 번의 실패는 감수하겠다는 생각이 필요하다. 실제로 다이어트는 실패할 수도 있다. 한 번 실패했다고 해서 그대로 끝나는 것은 아니다. 습관적으로 다이어트를 반복하는 것은 문제가 있지만 한두 번의 실패를 두려워할 필요가 없다.

시작하겠다고 마음을 먹었으면 오늘 당장 실천하라. 하루 이틀 미루는 것은 전혀 도움이 되지 않는다. '쇠뿔도 단김에 빼라'는 속담은 여기에 해당될 것 같다.

5. 요요 현상까지 고려해야 한다

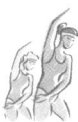

요 현상이란 다이어트로 인해 체중이 감소되었다가 다시 원래의 체중으로 급속하게 복귀하거나, 그 이상으로 증가하는 현상을 의미한다. 체중의 재순환이라고도 하며, 잘못된 다이어트로 인해서 많이 발생한다.

다이어트는 장기적인 관점으로 접근해야 하고, 다이어트는 그것을 실현하기 위한 첫 단계로 시작해야 한다. 근본적인 것은 비만의 원인인 생활 습관 교정인데, 살 빼는 일을 서두르게 되면 요요 현상이 오게 된다. 다이어트는 음식만 조절해서는 성공하기 어렵다. 운동만으로도 달성할 수 있는 것도 아니다. 간식이나 야식 같은 나쁜 식습관도 고쳐야 한다. 물을 잘 안 마시는 악습에서도 탈피해야 한다. 충분한 잠을 못 자도 다이어트는 어렵다. 스트레스 역시 다이어트의 발목을 잡을 수 있다. 다이어트에 성공하기 위해서는 개선해야 될 생활 습관들이 많이 있다. 그래서 다이어트가 어려운 것이다.

다이어트를 시작한 사람들은 마음이 조급하다. 빨리 가고 싶은 마음에 서두른다. 빠른 감량 효과가 예상되는 방법을 선택하게 된다. 완전 단식을 하거나 원 푸드 다이어트를 시작하면 빠른 감량을 달성할 수 있다. 이러한 방법들은 일주일에 2~3kg 정도의 감량도 가능하다. 일단 빼고 보자는 생각에 이런 방법들이 달콤하게 느껴질 수밖에 없다.

요요 현상은 다이어트를 중단하면 반드시 찾아오는 필수적인 결과가 아니라 잘못된 다이어트 방식에 따른 일종의 부작용이라 할 수 있다. 완전히 굶거나 원 푸드 다이어트를 오래 하게 되면 필연적으로 요요 현상이 오게 된다. 이는 다이어트의 기본을 생각하지 않고 극단적인 방법을 선택하였기 때문이다.

단기간에 많은 양이 감소된 체중은 다이어트 이전으로 복귀하기 쉽다. 환경 변화에 대하여 항상 일정한 상태를 유지하려고 하는 우리 몸의 항상성 때문이다. 다이어트 초기에는 체중 감소가 많다. 그러나 이는 대부분 지방이 아닌 제지방이 감소되는 것이다. 제지방은 수분이나 단백질이기 때문에 정상 식사로 가면 쉽게 보충된다. 사우나나 찜질방 등에서 살을 빼려고 하는 것도 대부분 실패로 이어진다. 땀으로 빼는 살은 지방이 아니기 때문이다.

완전히 굶어 버리기나 원 푸드 다이어트를 장기간 한다면 단기간에 눈에 보일 만한 체중 감량은 달성할 수 있다. 그러나 단기간에 체중 감량이 일어나더라도 그때뿐이다. 다이어트를 중단하면 원래의 체중으로 급속하게 복귀하거나 그 이상으로 증가하게 된다. 그러다가 너무 많이 체중이 늘면 다시 다이어트를 시작하게 된다. 이렇게 여러 번의 다이어트와 요요 현상을 겪는 사람들이 적지 않게 있다.

요요 현상을 막으려면 다이어트를 할 때 극단적인 방법은 피해야 한다. 다이어트 후에 음식 조절과 적절한 운동으로 극복할 수밖에 없다.

다이어트의 기본은 잘못된 생활 습관을 고쳐 나가는 것이다. 이러한 기본에 충실하지 않고 단기간에 가시적인 성과를 거두려는 욕심에서 벗어나야 한다. 지방을 빼지 못하는 다이어트는 의미가 없다는 것을 다시 한 번 생각하게 된다.

대체식 같은 것으로 식사를 대용하면서 하는 다이어트도 요요 현상에서 자유로울 수 없다. 상업화된 식사 대용식으로도 체중 감량 효과는 만족할 만하다고 한다. 문제는 대체식으로 체중을 조절하다가 정상 식사로 되돌아 왔을 때 요요 현상을 감당할 수 있을까 하는 것이다. 대부분 요요 현상을 겪는다. 그래서 다이어트를 할 때 대체식보다는 정상 식사를 하는 것이 요요 현상을 막는 방법이다. 평소에 먹는 식단을 기본으로 다이어트가 될 만큼 조정하는 것이 대체식에 의존하는 것보다 요요 현상을 줄일 수 있다.

또한 다이어트를 한다고 해서 안하던 운동을 갑자기 과도하게 하는 것도 요요 현상을 겪을 수 있다. 다이어트 기간에는 과도하게 운동을 하고, 다이어트가 끝났다고 운동을 중단한다면 요요 현상이 당연히 오게 된다. 음식이든 운동이든 평상시 생활의 틀을 벗어나는 방식은 피하는 것이 좋다. 다이어트를 끝내고 실제 생활로 돌아왔을 때 감량된 체중은 얼마 지나지 않아서 이전으로 되돌아가기 때문이다. 가급적 실생활 형태에서 크게 벗어나지는 않는 방법으로 다이어트를 하는 것이 중요하다.

다이어트의 목표를 체중 감량에만 두면 다이어트에 성공할 수 없다. 몇 kg 빼는 것이 중요하지 않다. 감량된 체중에는 체지방이 얼마만큼 포함되느냐가 더 중요하다. 체지방을 잘 뺀 다이어트는 요요 현상을 걱정할 필요가 없다. 그리고 장기적인 관점으로 다이어트를 시작해야 요요 현상을 막을 수 있다. 다이어트 실패와 요요 현상을 자주 겪게 되면 심리적으로도 좌절감과 우울증이 생기고 건강에도 좋지 않게 된다.

다이어트를 시작할 때 요요 현상을 고려한 장기적인 관점에서 출발하라.

6. 체중과 체지방은 계단식으로 빠진다

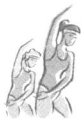

몸 무게는 계단식으로 빠진다. 많은 사람들은 몸무게가 직선으로 빠진다고 생각하지만 그렇지 않다. 몸무게는 다이어트 초반에는 2kg 정도가 쉽게 감소된다. 탄수화물 비축 성분인 글리코겐이 감소하기 때문에 그렇다고 한다. 처음에 많이 감소된 몸무게에 고무되기도 하지만 이내 몸무게는 정체 현상을 보인다.

몸무게는 보통 일주일 정도 걸려서 1kg 정도 변동이 오게 된다. 이것을 '다져서 빠진다'고 표현한다. 그냥 빠지는 것이 아니고 정체기를 가지면서 변동된다는 뜻이다. 60kg 체중으로 시작해서 59, 58, 57kg으로 한 단계씩 하향 조정되는 것이 몸무게이다. 체지방이 감소되고 있을 때도 몸무게에는 변동이 없을 때가 많다.

체지방은 대체적으로 하루에 100~200g 정도씩 감소될 수 있다. 지방이 빠지는 조건을 잘 맞추어 주었을 때 이야기이다. 30일 기준으로 보면 감소시킬 수 있는 지방량이 3~6kg이나 된다. 이 정도의 체지방이 감소되면 몸무게로는 5~8kg이 감소된다. 이것은 한의원에 와서 관리를 받을 때 성적을 말한다.

체지방도 일주일 단위로 본다면 계단식으로 빠진다. 한 단위씩 낮아지는 것은 체중과 별반 차이가 없다. 이런 체지방 감소의 성격을 모르면 조급해진다. 계속 안 빠지고 있다가 언젠가는 빠지게 되는 상황도 많다. 분명한 것은 노력한 만큼의 결과는 언제나 보상처럼 다가온다. 그것을 노력하고 기다려야 된다. 언젠가는 반영되어서 빠지게 된다.

다이어트를 하다가 잘 안 될 때 주변의 유혹에 빠지기 쉽다. 주위 사람들은 다이어트에 별로 도움이 안 된다. "뺄 것이 뭐 있느냐?", "얼굴이 안 되었으니 이제 다이어트 그만 해라."라고 부추긴다. 다른 방법으로 다이어트를 했더니 효과를 보았다는 이야기도 한다. 노력에 비해서 결과가 미흡하다고 느끼고 있는 사람에게 이런 유혹들은 쉽게 다가온다. 그래서 혼란만 가중된다.

체중과 체지방의 생리를 알고 있었다면 이러한 유혹들은 쉽게 물리칠 수 있다. 주변의 이런 저런 이야기에 흔들리지 않고 나의 길을 가야만 한다. 다이어트는 매일 내가 하는 노력의 결실을 모으는 것이다. 매일 실천하는 노력이 한 달 동안 쌓여서 결과가 있는 것이다.

체중과 체지방이 계단식으로 빠진다는 것쯤은 알고 다이어트에 임해야 한다.

7. 약물 처방이나 건강 기능 식품도 다이어트 보조 수단임을 명심하라

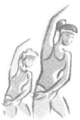

다이어트는 고혈압이나 당뇨병과는 다르게 약에 대한 의존도가 높지 않다. 고혈압이나 당뇨병은 약으로 조절이 가능하다. 혈압 수치와 당 수치를 낮추어 주는 확실한 효과가 있는 것이다. 반면에 다이어트 약은 체중을 감소시켜 주는 직접적인 효과는 없다. 대체적으로 식욕을 억제해 주거나 지방의 흡수를 막아 다이어트에 보조적인 역할을 한다. 다이어트는 약에 의존하면 성공하기 어렵다.

건강 기능 식품은 어떨까? 살을 빠지게 하는 건강 기능 식품은 없다. 그런 면에서 약물 처방이나 다를 바 없다. 약물 처방이나 건강 기능 식품은 다이어트 보조 수단인 것이다. 그런데도 약으로 살을 빼겠다는 생각으로 다이어트에 좋은 약을 찾아 나서고 있는 것이 현실이다.

다이어트에 사용되는 약은 양약, 한약, 다이어트 보조제 등으로 식욕 억제를 목표로 하는 약이 제일 많다. 양약으로는 식욕 억제를 위한 시부트라민(sibutramine) 제제, 지방 흡수를 저지하는 제니칼(xenical)이 대표적인 약이다. 열 생산을 촉진하는 약물이나 항신경 제재들이 비만 치료를 보조하기 위해서 많이 사용되고 있다. 이러한 제제들은 많은 부작용이 우려되고 있지만 비만 치료에 많은 양이 소모되고 있다. 2010년에는 대표적인 식욕 억제제로 많이 사용되었던 시부트라민이 시장에서 퇴출되었다. 제니칼도 부작용으로 1년 이상 사용하지 못하도록 하고 있다.

한약은 여러 가지 한약재의 복합체로 구성되어 식욕을 억제하고 열 생산을 촉진시킬 수 있다. 한약재 중에는 탄수화물 성분으로 되어 있는 약재도 있어서 다이어트에 유용하게 사용된다. 여러 가지 약재들의 복합 작용으로 효과를 내는 것이기 때문에 양약에 비해서 부작용은 많지 않다.

다이어트 보조제는 식사를 대용하는 제품을 이용하는 것이다. 시중에 많은 제품이 나와 있고, 대부분의 제품들이 체중 감량 효과를 극대화하기 위해 하루 열량 섭취량을 400~600㎉로 제한함으로써 두통, 변비, 속 쓰림, 피로 등 각종 부작용이 있을 수 있다. 칼로리를 극한적으로 제한하는 제품은 지방이 감소되는 것이 아니고 제지방만 줄이는 역효과를 불러오게 된다.

결국 다이어트는 약으로 되는 것이 아니다. 다이어트는 음식 제한을 시작으로 운동을 병행하는 기본에 충실해야 한다. 기본에 충실하고 약물 요법은 보조적으로 활용한다면 다이어트 성공률을 높일 수 있다. 주객이 전도되어 약물에 의존하는 다이어트는 실패하기 쉽다. 약에만 의존하여 다이어트 기본을 소홀히 한다면 차라리 약을 안 먹는 것이 훨씬 낫다.

건강 기능 식품도 다이어트에 많이 활용되고 있다. 건강 기능 식품은 특수 용도 식품의 한 분류로, 원료는 비타민과 미네랄 같은 영양소, 식이 섬유, 지방산 및 지질류, 아미노산 및 단백질, 당 및 탄수화물, 발효 미생물류, 그리고 동식물 추출물 등이 있다. 2009년 식약청 개별 인정형 건강 기능 식품은 총 97개 품목이다. 기능별로는 '체지방 감소' 제품이 27개 품목(19.4%)으로 가장 많았고 이어 간 건강(12개 품목), 관절·뼈 건강(9개 품목), 전립선 건강(6개 품목), 장 건강(6개 품목) 등이 뒤를 잇고 있다. 다이어트 관련 건강 기능이 제일 많다.

식약청에서 체지방 감소에 도움이 되는 건강 기능으로 인정받은 성분은 깻잎 추출물(PF501), 공액 리놀레산(conjugated linoleic acid. CLA), 가르시니아 캄보지아 추출물(hydroxycitrate. HCA), 대두 배아 열수 추출물, 그린 마떼 추출물, 식물성 유지 디글리세리드(diglyceride), 중쇄 지방산 함유 유지, 콜레우스 포스콜리(coleus forskohlii) 추출물, 히비스커스 복합 추출물 등이 있다. 이러한 품목들의 생산량이 해마다 늘고 있는 것으로 보면 다이어트를 위해 건강 기능 식품이 많이 소비되고 있음을 알 수 있다.

약물 처방이나 건강 기능 식품은 다이어트에 적절하게 활용할 가치가 있다. 식욕을 억제해 준다든가, 열 생산을 높여 기초 대사량을 증가시킬 수 있다. 보조적인 역할을 벗어나서 약물 처방이나 건강 기능 식품에 매달리는 것은 바람직하지 않다. 다이어트는 음식 조절과 운동을 병행하는 것이 기본이 된다.

약물 처방이나 건강 기능 식품은 다이어트에는 보조 역할에 그친다.

제6장
메가 다이어트

1. 메가 다이어트

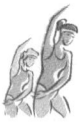

메가 다이어트는 체중을 10kg 이상 감량하는 방법이다. 10kg부터 15kg, 20kg 식으로 많은 체중 감량을 목표로 하는 것이다. 체중 감량과 더불어 체지방 감소가 동반되어야 한다. 지방을 빼지 못하는 다이어트는 성공한 다이어트라고 할 수 없다. 두 자릿수 체중 감량이 이루어졌을 때 동반되어야 하는 감소 지방량은 8kg 이상이면 이상적이다.

체중은 지방 체중과 제지방 체중이 합산된 것이다. 제지방이란 지방을 제외한 나머지 체중을 말한다. 체중 10kg을 감량한다면 이 중에 지방은 얼마나 포함되느냐가 중요하다. 이상적인 제지방 : 체지방 비는 1 : 4, 혹은 1 : 3으로 본다. 메가 다이어트보다 낮은 감량에서는 1 : 2가 이상적인 비율일 때도 있다.

어쨌든 10kg 이상 체중을 감량할 때 지방이 8kg 이상 포함된다면 이상적이라는 이야기가 된다. 10kg 감량에 지방 8kg이 포함된다면 제지방 : 체지방의 비가 1 : 4가 된다. 지방을 제외한 제지방은 이 경우에 2kg이 되기 때문에 2 : 8, 즉 1 : 4 비율이 산출되는 것이다. 체중 8kg 감량에 지방 6kg이 포함되면 1 : 3의 비율이 된다.

메가 다이어트는 체중 10kg 이상이나 체지방 8kg 이상 감량을 달성하는 것을 목표로 한다. 체지방 8kg 감소가 가능하겠느냐는 의문을 가지는 분들도 많다. 메가 다이어트는 지방을 감량하는 방법이기 때문에 충분히 가능하다. 지방을 감량하면 체중은 저절로 따라오기 때문에 지방 감량에 역점을 두는 것이 메가 다이어트인 것이다.

'메가(mega)'라는 용어는 백만 배라는 뜻이다. 원래는 정보 통신 쪽에서 쓰이는 단위인데 엄청나게 많다는 뜻으로도 쓰인다. 메가를 접두어로 사용하는 용어들을 살펴보면 메가 파일, 메가 존, 메가 투데이, 메가 엔터테인먼트, 메가 마트, 메가 스터디, 메가 버스, 메가 블로그, 메가 박스에 이르기까지 다양하다.

메가 다이어트가 필요한 사람들은 체질량 지수나 체지방률로 볼 때 고도 비만이거나 복부 비만으로 고혈압이나 당뇨병 같은 대사 증후군이 우려되는 부류들이다. 메가 다이어트로 체중 감량에 성공하면 질병에 대한 위험률을 감소시킬 수 있다. 질병의 위험률 감소는 체지방을 감소시켜야만 달성될 수 있다. 체지방률에 따라서 감소시킬 체지방량을 먼저 정하면 목표 체중은 저절로 산출된다.

메가 다이어트는 체지방량이 정확하게 감소된다. 하루에 100~200g 정도의 속도로 체지방이 감량된다. 30일을 기준으로 한다면 3~6kg 정도의 체지방이 빠지게 된다. 이 정도의 체지방이 감소되면 체중은 5~8kg 정도가 줄어든다. 한 달이라는 기간에 달성할 수 있는 목표로서는 대단하지 않는가. 10kg의 체중을 감량하는 데 8kg의 지방 감량이 동반되어야 한다면 다이어트 기간은 40~80일로 산출된다. 이 기간의 중간 값인 60일을 체중10kg 감량하는 기간으로 정하게 된다. 하루 감소 지방량으로 150g 정도를 유지해 준다면 60일간 9kg의 지방이 감소되니까 체중 두 자릿수 목표는 저절로 달성하게 된다. 결국 메가 다이어트는 지방을 감량하는 방법이라고 할 수 있다.

의료 기관에서 시행하는 다이어트 방법은 우선 효과가 확실해야 하고 효과의 검증 방법이 객관적이어야 한다. 메가 다이어트 효과 검증은 세 가지로 요약된다. 체중, 체지방량, 그리고 복부 사이즈 이 세 가지다. 내원할 때마다 체지방 측정을 해서 체지방 변동이 정상적으로 이루어지고 있는지를 관리한다.

또 하나는 다이어트를 하면서 힘들지 않아야 한다. 자신의 현실 생활에 지장을 주면서 다이어트를 할 수는 없다. 정상 생활을 하면서 다이어트가 진행되어야 하며, 고통이 따라서는 안 된다. 이러한 부분은 한약이 해결해 준다. 한약은 살 빼는 약만 처방하는 것이 아니다. 물론 살을 빼기 위해서 식욕을 억제한다든가, 대사를 항진하는 한약을 사용할 수 있다. 그보다는 다이어트 중에 힘든 부분을 보강하기 위한 처방이 더 많다.

한약을 처방하기 때문에 메가 다이어트는 시행하는 데 크게 힘들지 않으며, 효과가 확실하다. 개인적인 차이가 거의 없으며 매뉴얼대로 따라오면 어렵지 않게 목표를 달성할 수 있다. 나이와도 크게 관계가 없고, 요요 현상을 겪은 사람도 상관이 없다. 누구나 성공할 수 있는 방법이며 안전하다. 지방을 빼는 방법이기 때문에 요요 현상도 심하지 않다.

개인적인 노력으로 다이어트에 성공하는 사람도 많다. 다이어트는 사실상 개인이 스스로 하는 부분이 대단히 많다. 다이어트 전문가라 하더라도 방법을 제시하고, 다이어트가 잘되고 있는지 이끌어 주는 정도의 역할에 그친다. 그래서 개인의 노력만으로 다이어트가 가능하다고 생각하기도 한다. 그러나 다이어트 성공으로 가는 길에는 많은 난관들이 기다리고 있다. 여러 번 다이어트에 실패했다면 전문가의 도움을 받는 것이 필요하다.

2. 체중 감량 목표는 어떻게 정하나

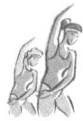

어느 정도의 체중을 감량할 것인가는 줄여야 될 체지방량을 감안해서 결정한다. 체지방 측정으로 체중, 체지방량, 체지방률, 그리고 복부 사이즈 등을 알 수 있다. 이 중에서 체지방률에 따른 체지방량이 가장 중요하다. 비만 치료는 결국 체지방량을 줄여 주는 것이다. 그래서 목표 체지방 감소량을 정하면 체중 감소량은 저절로 따라오게 된다.

다이어트를 전문으로 하는 의료 기관에서 보통 한 달 단위로 치료 기간을 설정하는 곳이 많다. 개인이 하는 다이어트 목표량을 정할 때도 한 달 단위가 보편적이다. 한 달에 얼마나 빼 줄 수 있느냐는 문의는 그러한 개념을 대변하고 있다. 메가 다이어트에서 목표량에 따른 치료 기간을 어떻게 설정하는가?

조절해야 될 체지방량이 정해지면 체중 조절 목표가 정해진다. 10㎏, 15㎏, 20㎏ 등으로 정해진다. 치료 기간은 체지방량을 매일 어느 정도 레벨로 감소시킬 것인가에 달려 있다. 하루에 100~200g 수준으로 체지방을 줄여야 한다. 적어도 하루에 100g 정도가 기본이다. 보통 하루에 150g 정도의 속도면 무난한 목표량이라 할 수 있다.

메가 다이어트의 감량 목표는 체지방량이 정상 체지방에 비하여 얼마만큼 더 늘어나 있는지 따져서 결정한다. 체중이 70kg인 여자가 30kg의 체지방량을 가지고 있다고 하자. 그러면 체지방률이 43% 가깝게 나온다. 정상 레벨인 17.5kg 이하로 줄인다면 무려 12.5kg이 감량 목표가 된다. 비만 레벨인 21kg 이하로 줄인다면 목표는 9kg이 된다. 이렇게 감량할 체지방량을 먼저 정한다. 어느 레벨까지 감량할 것인가는 상담을 통해서 결정한다. 감량할 체지방량이 정해지면 목표 체중이 결정된다.

목표 체중은 감소되는 체지방에 제지방이 합쳐지는 것이다. 지방을 제외한 체중인 제지방량과 체지방량의 비는 1 : 3 또는 1 : 4의 비율로 정해진다. 9kg의 체지방을 줄인다면 목표 체중은 2.25kg~3kg이 추가된 11.25~12kg이 된다. 소수점이 나오는 정도면 버리고 3kg을 취해서 이 경우 12kg이 목표 체중이 된다. 몸무게 70kg, 체지방량 30kg, 체지방률 42.9%인 여자는 감량할 체지방량은 9kg이며, 체중은 12kg이 되는 것이다. 12kg의 체중을 빼는 데 반드시 체지방량 9kg이 포함되어야 성공한 다이어트가 되는 것이다.

메가 다이어트서 하루에 뺄 수 있는 지방량은 100~200g 정도가 된다. 30일로 계산하면 3~6kg이 가능한 수치가 된다. 체지방량 9kg을 줄이려면 45~90일이 필요하다. 하루에 체지방을 100g 정도의 속도로 뺀다면 90일이 걸린다. 반면에 200g의 속도라면 45일 정도에 달성할 수 있다. 체지방량 9kg을 줄이는 데 한 달에서 석 달 정도가 필요한 기간이 된다. 하루 150g 정도의 속도를 목표한다면 60일 남짓한 기간에 달성할 수 있다.

지방이 빠지는 속도를 어떻게 가져갈 것인가가 다이어트 기간을 늘릴 수도 있고 줄일 수도 있다. 대체적으로 중간 레벨인 하루 150g 정도를 목표로 잡아 준다. 다이어트를 하는 사람들은 마음이 조급하다. 초기 감량이 다이어트를 지속시킬 수도 있고, 그만두게 할 수도 있다. 보편적으로 초기에 가시적인 성과가 있어야만 다이어트를 이어 갈 수 있다. 이러한 면도 고려해 주어야 장기간 끌고 갈 수 있다.

의료 기관에서 하는 다이어트는 체지방을 줄여 주는 데 주된 목표를 두어야 한다. 체지방을 빼지 못한다면 다이어트는 실패로 보아야 한다. 몸무게는 지방을 뺀다면 저절로 맞추어진다. 다이어트를 시작한 사람들은 하루에도 몇 차례 체중을 측정한다. 아침에 기상해서 측정하고, 운동 전후는 물론 잠자기 전에도 측정한다. 체중에 변동이 없거나 더 늘어나 있으면 심하게 스트레스를 받기도 한다.

지방은 하루에 100~200g 정도밖에 빠지지 않기 때문에 체중에 반영되지 않을 때도 많다. 체중 변동은 없더라도 체지방이 빠지고 있다면 결코 실망할 일이 아니다. 매일 빠지는 체지방이 어느 정도 모여야 체중에 반영된다. 다이어트를 하는 사람들은 이러한 체중 생리는 따져 보지 않고 하루에도 여러 번 체중계에 오르내리면서 스트레스를 받는다.

체중 감량 목표는 먼저 감량할 목표 체지방이 정해지면 그에 따라서 정해진다.

3. 부작용은 없나

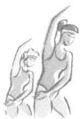

다이어트 부작용은 많다. 원 푸드 다이어트처럼 한 가지만 먹는 방법에서 특히 심하게 나타날 수 있다. 어떠한 다이어트를 하더라도 기간이 오래되면 영양소 결핍이 생기게 된다. 대표적인 부작용으로는 머리가 빠지는 탈모, 어지럽게 느껴지는 빈혈, 폭식과 거식증 같은 섭식 장애, 춥게 느껴지는 저체온증, 피부가 거칠어지고 주름져 보이는 피부 이상, 우울증과 같은 신경 장애, 여성에게는 무월경과 같은 월경 이상이 있다.

한의원에서 시행하는 다이어트에는 이러한 부작용은 거의 없다. 다만 사람들이 궁금해 하는 것은 사용하는 한약에 대한 부작용에 대한 것들이다. 많은 사람들은 한방 다이어트를 전적으로 한약에 의존하는 것으로 알고 있다. 그러나 한방 다이어트에서 한약의 효과는 부분적이며, 차지하는 비중도 그렇게 높지 않다. 다이어트를 하면서 한약을 써야 하는 이유는 다이어트의 부작용을 막고, 어렵지 않게 다이어트를 이끌어 주기 위한 것이다.

다이어트 한약은 식욕을 억제해 주고 대사를 항진하는 목적으로 사용된다. 그러나 이런 한약만 쓴다면 다이어트 부작용에 시달릴 수 있다. 한방 다이어트의 부작용을 거론하는 사람들은 한의원에서 체계적인 치료를 받기보다는 다이어트에 좋다는 한약만 구입해서 복용한 후에 그런 주장을 한다. 한약만을 투여하는 경우에는 효과를 높이기 위해 식욕 억제 효과가 강하고 대사 기능이 항진되는 약을 쓰게 될 것이다. 이러한 목적으로 사용되는 한약은 부작용이 올 수 있다.

메가 다이어트에서 사용되는 한약은 식욕 억제와 대사 항진을 위한 목적으로 사용되기도 하지만 가급적 한약에 대한 의존도는 낮추어 적용하고 있다. 다이어트에 지친 심신을 보조하기 위한 수단으로 사용되는 것이 더 많다. 이를테면 저녁에 복용하는 한약은 하루 온종일 다이어트에 시달린 몸을 보강할 목적인 보약 개념으로 쓰게 되는 것이다. 약물 처방이 다이어트의 모든 것이 될 수는 없다. 약물 처방은 다이어트의 보조 수단일 뿐이다.

메가 다이어트는 10㎏ 넘는 체중을 감량하지만 특별한 부작용은 없다. 체지방을 감소시키는 데 중점을 두기 때문에 제지방 손실을 최소화하고 있다. 제지방 대 체지방의 감소 비율을1 : 3이나 1 : 4 정도로 수치화해서 적용하고 있다. 대량 감량된 체중만으로 부작용을 거론해서는 안 된다. 20㎏을 감량하더라도 지방을 대부분 감량했을 때는 아무런 문제가 없다.

굶거나 음식량을 극도로 제한해서 제지방 감소가 크다면 부작용이 심각할 수 있다. 이러한 극한적인 방법으로 다이어트를 하면 폭식증이나 거식증 같은 섭식 장애에 시달린다. 폭식증은 날씬한 몸매를 원하는 사람들에게 많이 나타나는 섭식 장애로 여성에게 많이 나타난다. 운동선

수, 무용가, 모델, 배우 등이 다이어트를 하면서 나타나는 증상이라고 한다. 폭식증은 자신도 주체할 수 없이 음식을 많이 섭취하며, 체중이 늘어날 것을 우려하여 구토를 하거나 설사약, 이뇨제를 사용한다는 것이다. 이것이 계속되면 습관적으로 구토를 하게 된다.

거식증은 다이어트에 대한 강박관념에 너무 사로잡혀 식사를 못하는 증상이다. 먹지도 못하지만 소화도 잘 안 되는 다이어트 부작용이다. 거식증이 장기간 계속되면 영양 결핍 상태가 되며 부종이 나타나고 저혈압, 심장마비를 일으킬 수 있다. 거식증은 처음에는 단순한 식욕 부진과 같은 증상이지만 소화를 시키지 못하게 됨으로써 구토를 유발한다. 극심한 저체중 상태에 있어도 자신들은 살이 쪘다고 느낀다. 그리고 음식을 먹으면 다시 체중이 늘어난다는 생각에 집착하여 음식을 꺼리게 된다. 폭식증이나 거식증 모두가 다이어트 부작용으로 생긴 신경 장애이다.

결국 다이어트 부작용은 정상적인 방법이 아닌 극한적인 방법으로 다이어트를 감행할 때 우려되는 것이다. 하루 세끼 다 먹고, 물을 충분히 마신다면 부작용은 최소화할 수 있다. 그리고 꾸준한 신체 활동과 스트레스를 극복하기 위한 노력이 더해진다면 부작용은 있을 수 없다. 다이어트 기본에 충실할수록 부작용과는 거리가 멀다.

다이어트를 약이나 건강식품에 전적으로 의존하려는 생각은 부작용을 가져올 수 있다. 한약뿐만 아니라 양약이라고 하더라도 정확한 진단에 의하지 않고 임의적으로 복용하는 약물 처방은 부작용을 초래할 수 있다. 남들이 효과를 보았다고 맹목적으로 따라 하는 다이어트 역시 마찬가지이다. 다이어트에 성공하려면 기본에 충실해야 한다는 사실을 명심하자. 다이어트의 부작용도 기본을 이탈했기 때문에 생길 수 있는 것이다.

　메가 다이어트는 부작용을 걱정할 필요가 없으며, 안전하고 확실한 효과가 검증된 방법이다.

4. 메가 다이어트가 필요한 사람들

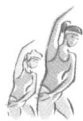

주변에서 보면 다이어트가 필요한 사람들이 많다. 과도한 체중으로 인해 외모에 영향이 와서 보는 사람들에게도 혐오감을 주는 얼굴도 간혹 있다. 두 다리를 바라보면 저런 상태로도 생존해 있는 것이 신기할 정도로 느껴지는 고도 비만인 사람들도 목격하게 된다. 이런 사람들은 정말로 다이어트를 필요로 하건만 대부분 사람들은 포기하고 산다. 주변의 권유도 있었으련만 다이어트와는 담을 쌓고 산다.

또한 다이어트는 운동으로 해결하겠다고 음식 조절 없이 운동만 열심히 하는 사람들도 있다. 반대로 음식 조절만으로 살을 뺄 수 있다고 믿는 사람도 있다. 이러한 사람들은 제대로 된 다이어트를 못하기 때문에 지방을 빼지 못하고 요요 현상을 겪기도 한다. 반복된 여러 번의 다이어트는 요요 현상을 심화시켜서 삶의 질을 떨어뜨리기도 한다. 다이어트는 음식 조절과 운동과 같은 신체적인 활동이 필요하며 그 밖에 여러 가지 요인들을 감안해야 한다. 아주 쉽게 간단히 해결할 수 있는 방법은 없다. 그래서 다이어트에는 왕도가 없다고 하는 것이다.

메가 다이어트를 해야 되는 첫째 대상은 체질량 지수가 35가 넘는 고도 비만자이다. 고도 비만은 대사 증후군인 고혈압과 당뇨병이 발병될 확률이 높으므로 질병에 직면해 있는 상태로 이해해야 된다. 이미 고혈압이 발생되어 약을 복용한다면 반드시 체중 조절을 할 것을 권한다. 당뇨병이 발병한 상황이라도 마찬가지이다.

사람들은 고혈압을 나이가 들면 자연스럽게 생기는 질환으로 여긴다. 당뇨병도 그러한 이유로 발병하는 것으로 착각하고 있다. 그러나 이러한 대사 증후군들은 복부가 비만해진 것이 원인이다. 많은 양의 지방 축적이 이러한 질환으로 내몰고 있는 것이다. 배가 나온 복부 비만을 나이 들면 누구나 생기는 일쯤으로 흘려 보내지 말기 바란다. 복부 비만 뒤에 숨어 있는 대사 증후군이라는 복병을 그냥 넘기지 말아야 한다.

정상 기준에서 많이 벗어나 있는 사람들은 위험률이 높기 때문에 빠른 감량으로 질병에 대한 위험률을 낮추어 줄 수 있다. 체질량 지수로 하지 않고 체지방률로 판단해도 좋다. 여자인 경우 40%가 넘는 체지방률이라면 고도 비만 레벨로서 메가 다이어트로 빠른 감량을 권한다.

둘째로 복부 사이즈가 90㎝가 넘는다면 메가 다이어트를 권한다. 대사 증후군에 노출되어 있지 않다면 더욱 서두르는 것이 좋다. 당뇨병과 고혈압으로 넘어가면 가역적으로 되돌아오기는 힘들다. 그러한 변동이 일어나기 전에 복부 지방을 감소시키는 것이 고혈압과 당뇨병을 예방하는 길이다. 메가 다이어트는 단기간에 확실한 지방 감량으로 대사 증후군의 위험을 예방할 수 있다.

복부 비만을 가볍게 생각하다가는 큰 코 다칠 수 있다. 혈압 변동이 왔거나, 내당능 장애(impaired glucose tolerance. IGT)가 확인된다면 약을 복용하기 이전에 복부가 비만한지 살펴야 한다. 복부 비만이 확인되면 조절이 필요한 때가 되었다고 생각하라.

그러나 복부 비만은 음식을 줄이고 운동만으로는 해결되지 않는다. 그렇게 간단하다면 무슨 문제일 수 있으랴. 복부 비만은 그렇게 간단히 해결될 수 없다. 몸 안에 쌓여진 지방을 어떤 방법이든지 털어 내야 대사 증후군을 피해 갈 수 있다. 먼저 쌓여진 지방을 털어 내는 작업을 한 번 거쳐야 한다. 그리고 감량된 체중을 유지하며, 소식을 해야 복부 비만이 해결된다.

체중이 적게 나가는 사람들도 반드시 체지방 측정을 해보자. 체지방 률로 축적된 지방을 따지는 이유가 있다. 절대 지방량으로 하지 않고 체중에 대한 비율이 가장 정확한 판단 방법이기 때문이다. 호리호리한 체형으로 보이는 사람도 대사 증후군에 시달릴 수 있다. 체지방을 확인하는 것은 그 때문이다. 자신의 체중에서 지방이 차지하고 있는 비율인 체지방률을 알고 있어야 대사 증후군에 대비할 수 있다. 요즘은 의료 기관에 오지 않고도 체지방 측정을 할 수 있는 곳이 많다. 헬스장이나 수영장 등과 같은 곳에서도 손쉽게 자신의 체지방률을 측정해 볼 수 있다. 직장인인 경우 정기 검진 시 체지방을 반드시 측정하기를 권한다.

셋째로 혈압 약을 복용한 지 얼마 되지 않았거나, 혈압 조절이 잘 안되는 사람들에게 필요하다. 그리고 당뇨병 약을 복용하고 있다면 메가 다이어트를 통해서 복부 비만을 줄일 것을 권한다. 복부 비만을 줄이면 혈압 조절이나 당 수치 조절에도 도움을 줄 수 있다. 고혈압과 당뇨병이 오래되어서 조절이 잘 안된다면 메가 다이어트를 통한 복부 지방 감소를 생각해 볼 수 있다.

넷째로 코골이가 심하거나 수면 무호흡증이 있는 사람들은 체중 감량으로 제 증상이 호전될 수 있다. 수술을 고려하고 있다면 그전에 지방 조절을 권한다. 수술을 하더라도 비만해지는 생활 습관을 고치지 않는다면 수술 후에 다시 제자리로 돌아오는 것은 시간문제일 것이다. 복부 비만을 줄인다면 자각 증상의 호전은 물론 호흡에도 긍정적인 영향이 오게 된다.

체중을 조절해야 되겠다는 생각으로 운동을 해보고 음식도 줄여 보지만 뜻대로 잘 안 되는 경우가 많다. 지방만 선택적으로 줄인다는 것은 생각보다 쉽지 않다. 그래서 전문가와 상의해야 되는 일인데, 보통은 개인 혼자 이런저런 방법으로 시도해 보게 된다. 체중 조절에 성공했다는 것도 지방 조절은 얼마나 잘되었는지 파악할 수 없다. 그저 몸무게 몇 킬로그램 줄어든 것으로 만족하는 것이 개인이 하는 다이어트라 할 수 있다.

확실한 효과를 바란다면 메가 다이어트를 시작해라. 단기간에 안전하고 확실한 방법으로 대사 증후군의 위험을 낮출 수 있다.

5. 메가 다이어트에 쓰이는 한약

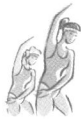

메가 다이어트에 사용되는 한약은 단순한 식욕 억제를 목적으로 하지 않는다. 한의원에서 하는 다이어트는 대부분 개인의 특성인 체질적인 면이 고려되어 개인별 맞춤형 다이어트가 가능하다. 또한 대사 기능을 활성화해서 건강한 다이어트가 이루어질 수 있다. 그리고 체중을 줄이는 동안에 배고픔을 거의 느끼지 않도록 처방되어서 다이어트의 고통을 덜어 준다. 한약은 양약에 비해서 다이어트를 목적으로 했을 때 많은 장점이 있다.

메가 다이어트에 사용되는 한약은 낮에 사용되는 약물과 저녁에 사용하는 약물이 다르게 구성되어 있다. 활동하는 시간에는 식욕을 억제하고 대사를 항진해 주는 약물 위주로 처방한다. 저녁 시간에는 수면을 앞두고 있기 때문에 낮에 쓰는 한약과는 다른 약을 처방한다. 대부분 보약 개념의 한약을 쓰게 되며, 개인에 따라서 부종, 빈혈, 변비, 그리고 불면 등을 해소하기 위한 처방도 할 수 있다.

한약은 양약과는 다르게 여러 한약재가 혼합된 복합 처방이다. 식욕 억제와 대사 항진을 위한 처방도 할 수 있지만 개인별로 맞춤 처방이 가능한 것이 한약이다. 한약은 천연물을 이용하는 것이기 때문에 우리가 먹는 곡물도 한약재로 사용되는데, 대표적인 것이 율무, 찹쌀, 팥, 녹두 등이 한약재이다. 이러한 한약재도 다이어트에 유용하게 사용된다.

율무는 의이인(薏苡仁)이라고 해서 비만 처방에 많이 사용된다. 이러한 약재들의 사용은 비만 치료 중에 탄수화물을 공급해 주게 된다. 식사를 통하지 않고 약물 처방으로 탄수화물을 공급해 준다는 것이 한약 처방의 장점이라고 할 수 있다. 이러한 곡물 한약재를 처방하면 한약으로도 탄수화물을 하루에 세 번 공급할 수 있게 된다. 적절한 탄수화물 공급은 지방을 빼는 데 유용하게 이용할 수가 있게 된다. 그리고 적은 양이지만 탄수화물의 공급은 힘든 다이어트 과정을 견디게 할 수 있다. 이러한 곡물 한약재들은 다이어트를 할 때 중요한 의미가 있다.

다이어트는 음식 조절과 함께 운동도 병행해야 하는 힘든 과정이다. 힘든 과정을 견디게 해주는 것이 한약이 하는 역할이다. 낮 시간 동안에 활발한 신체 활동도 해야 되는 다이어트이기 때문에 저녁이 되면 몸과 마음이 지치게 된다. 이럴 때 한약은 하루의 피로를 풀어 주게 된다. 그래서 저녁에 복용하는 한약은 대부분 보약을 처방하게 된다.

그리고 충분한 수면을 취해야 다이어트 효과를 극대화할 수 있다. 잠을 잘못 자면 다이어트가 잘 안 된다. 건강하게 충분한 수면을 유도할 수 있는 것이 한약이 가진 장점이라고 할 수 있다. 그 밖에 어지럼증이나 부종 등의 장애가 있으면 그에 맞게 한약을 처방해서 해결할 수 있다. 다이어트 한약은 이렇게 처방되는 것이다.

변비 같은 배변 장애도 다이어트에는 걸림돌이 될 수 있다. 음식을 제한하기 때문에 배변 장애가 쉽게 올 수 있지만 일시적인 변비는 문제가 되지 않는다. 그러나 며칠간 계속 화장실을 갈 수 없다면 살 빼는 데 지장을 주게 된다. 원활한 배변을 위해서 다이어트에는 많은 양의 식이 섬유 섭취가 권장된다. 하루에 40g 정도에 해당되는 많은 양을 복용하라고 권하기도 한다. 음식만으로는 이 정도의 양을 복용하기가 쉽지 않다. 이럴 때 한약이 배변을 도와주는 역할을 한다. 이러한 목적으로 사용되는 한약은 탕제가 아니라 환약 형태로 처방된다. 하루에 세 번 환약 형태로 공급하는 처방은 충분한 식이 섬유를 섭취하게 한다. 한약재 식이 섬유는 팽윤성과 흡착성이 우수해서 지방 배설에 도움을 주게 된다.

다이어트에 사용하는 한약은 탕제와 환제를 병용하는 것이 바람직하다. 또한 주간에 사용하는 약과 저녁에 사용하는 약이 다르게 처방된다. 한약이 가지고 있는 장점을 극대화한 것이 다이어트 처방 한약이다. 그렇지만 다이어트 한약도 다이어트에 보조 수단일 뿐이다. 한약 처방에만 매달리면 올바른 다이어트가 될 수 없다. 지방을 빼기 위해서 약 처방을 보조 수단으로 사용하는 것이기 때문에 약으로 살을 뺄 수 있다는 생각을 버려야 한다.

메가 다이어트에는 흡수 효율을 높이기 위해서 발효 한약을 사용한다. 탕제로 만들기 전에 발효 과정을 거침으로써 효과를 높일 수 있다. 발효 과정을 거쳐서 달여진 탕액은 맛에서부터 부드러운 느낌을 느낄 수 있다. 소화 · 흡수도 잘되는 것이 발효 한약의 장점이다. 메가 다이어트에는 숙지황, 율무, 당귀, 천궁, 백작약, 황기, 마, 구기자, 음양곽, 녹각, 산수유 등의 한약재가 많이 사용된다. 마황 같은 한약재는 식욕 억제와 대사 항진을 위해서 사용될 수 있는 약재지만 용량에 주의를 요한다.

한약을 다이어트에 잘만 이용한다면 충분한 도움을 받을 수 있다. 양약이 가지지 못하는 효과가 있으며, 독특한 특성이 있다. 식욕 억제나 대사 항진, 그리고 건강한 다이어트가 이루어지도록 한약이 처방되고 있다.

한약과 더불어 침 요법이 병행된다. 일주일에 두 번 내원할 때마다 시술을 받는다. 침 요법을 시행하는 것은 식욕 억제보다는 국소 부위의 효율적인 감량을 목적으로 한다. 복부와 같은 국소 부위 사이즈를 줄이는 것이 그 목적이다.

침 요법으로는 귀에 시술하는 이침(耳針) 요법, 전신 부위에 시술하는 일반 침, 그리고 전기적인 자극이 들어가는 전침 요법 등이 있다. 이침 요법은 주로 식욕 억제를 위해서 시술한다. 귀에는 내장과 연결되어 있는 경혈 점들이 많이 있기 때문에 이침을 부착하면 식욕 억제가 가능하다.

일반 침도 비만 치료를 위해서 활용된다. 비만하면 기혈의 평형이 한쪽으로 치우쳐 있기 때문에 이를 바로 잡기 위해서 침 시술이 필요한 경우가 많이 있다. 일반 침 시술은 우리 몸의 기혈 평형을 유지해 준다. 그리고 우리 몸의 상태를 최적으로 유지하기 때문에 비만 치료에 도움을 주게 된다.

뱃살을 위주로 감량하고 싶다면 복부에 전침 요법을 시술하는 것이 보다 효과적이다. 하체나 상체 비만도 전침 요법으로 사이즈를 줄일 수 있다. 전침 요법은 자신이 빼고 싶은 국소 부위를 선택해서 하는 치료법이다. 복부와 하체를 겸해서 시술할 수도 있다. 일주일에 두 번 정도 시술한다. 전침 시술 시간은 20분 이상이 되어야 하며, 보통 한 시간 정도 시술한다. 효율적인 지방 감소를 목적으로 하기 때문이다.

그 밖에 부항 요법, 약침 요법, 경피 침주 요법, 복시 요법 ,아로마 요법, 그리고 마사지 요법까지 다양하게 국소 비만을 해결하기 위해 활용된다.

6. 복부 비만과 메가 다이어트

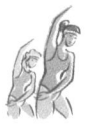

복 부 비만은 다른 용어로 내장 비만(visceral obesity), 중심성 비만 (central obesity), 남성형 비만(male type obesity) 등으로 불린다. 복부 비만은 배에 과도한 지방이 축적된 상태로, 허리 둘레 기준으로는 남자 90㎝(35.4인치), 여자 85㎝(33.5인치) 이상을 말한다.

남성들은 잘못된 무절제한 식생활, 음주, 스트레스, 운동 결핍 등으로 복부 비만이 발생한다. 특히 음주와 흡연, 그리고 고지방 음식 섭취와 밀접한 관계가 있다. 중년이 되면서 남성에게는 복부 비만이 많이 발생한다. 반면에 여자는 폐경 이후에 급속하게 복부 비만이 오게 된다. 대부분 호르몬의 변화가 복부 지방 축적에 영향을 미친다.

남성에서 복부 비만이 더 자주 나타나는 원인으로는 남성 호르몬, 성장 호르몬, 그리고 스트레스 호르몬과 연관이 있는 것으로 알려져 있다. 여성들이 폐경 이후에 복부 비만이 증가하는 이유는 여성 호르몬인 에스트로겐이 감소하기 때문이다. 이러한 호르몬 변화가 복부 비만을 증가시키는 것이지만 과도한 식생활, 운동 부족, 그리고 스트레스 등이 영향을 미친다고 볼 수 있다.

　복부 비만이 문제가 되는 것은 질병으로 발전해 가기 때문이다. 복강 내의 지방 축적으로 인해 폐 기능에 문제를 일으키며, 혈관을 손상시키는 것으로 발전하게 된다. 복부 비만은 고혈압, 뇌혈관 질환, 심장 질환, 당뇨병, 이상 지질 혈증, 지방간과 비 알코올성 간염, 그리고 수면 무호흡증과도 관련이 있게 된다.

　복부 비만을 극복하기 위해서 음식량도 줄여 보고, 운동도 열심히 해 보지만 생각보다 잘 안 된다. 지방은 한 번 축적되면 제거하기가 그만큼 어렵기 때문이다. 뱃살이 빠질 수 있도록 음식 절제가 절대적으로 이루어져야 되지만 남성들은 음주 때문에 뱃살을 빼는 데 많은 애로점을 느끼게 된다. 잘 안 빠지는 뱃살 때문에 지긋지긋한 느낌마저 들게 된다.

　메가 다이어트는 복부 비만을 해결하는 효과적인 방법이다. 지방을 확실하게 뺄 수 있기 때문이다. 두 자릿수 체중 감량으로 목표를 정할 때 지방 감량은 8kg 이상이 된다. 이 정도의 지방을 감소시키면 복부 사이즈는 6~8cm 정도가 감소한다. 일정 기간에 확실한 효과를 얻기 위해서 메가 다이어트가 필요한 것이다.

　복부 비만의 효과를 판정하는 데는 내장 지방 단면적을 비교 고찰하는 것도 필요하다. 내장 지방 단면적은 인 바디 검사로 쉽게 자료를 얻을 수 있다. 비용이 많이 드는 CT 촬영을 하지 않아도 된다. 정상적인 내장 지방 단면적은 100cm² 이하이며, 복부 사이즈가 감소되면서 단면적도 축소된다. 복부 비만을 해결하기 위해서는 전체적인 지방 감량을 하면서 복부에는 침 시술을 통해서 사이즈 감소를 유도한다. 일주일에 2회 정도의 시술로 충분한 효과를 얻을 수 있다.

　복부 비만은 그 자체로 대사 증후군의 지표가 된다. 대사 증후군에는 복부 비만, 고밀도 지단백질 수치 감소, 혈중 중성 지방 상승, 고혈압, 당뇨병 등이 포함된다. 복강에 과도하게 축적된 지방으로 인해서 대사 증후군이라는 질병으로 발전하게 되는 것이다. 70%가 물로 구성된 인체에 과도하게 축적된 지방이 대사 증후군을 가져오는 것이다.

복부 비만은 전체적인 감량과 더불어 조절을 해야 효과를 느낄 수 있다. 뱃살만 해결하는 방법이 현재로선 쉽지 않다. 지방이 빠질 수 있는 조건을 잘 맞추고, 운동을 병행하면 효과적으로 뱃살을 뺄 수 있다. 지방을 효율적으로 잘 뺀다면 어떤 부위보다도 복부가 먼저 빠진다. 전체적인 지방의 감소 없이 복부에 국한한 방법은 생각보다 잘 안 된다.

적당한 정도의 체중 감소만으로도 대사 증후군의 위험을 감소시킬 수 있다. 메가 다이어트에 성공한 사람들은 치료 후 검사 소견에서 괄목할 만한 결과를 얻는다. 혈압과 당뇨 수치 조절이 쉽게 되며, 각종 혈액 내 지방 관련 수치는 모두 개선된다. 대사 증후군을 예방하는 방법은 복부가 비만하지 않도록 평소 생활 습관을 잘 가져가야 된다.

우리나라 비만 유병률이 2009년에는 34%로 2005년의 31.5%보다 3.5% 포인트 증가되었다. 비만 인구는 지속적으로 증가하고 있으며, 남자는 30~50대, 여자는 50~60대의 비만율이 40%에 이르고 있다. 질환에 따른 사망률을 보면 암이 1위이며, 심혈관계 질환, 뇌졸중 등이 그 뒤를 잇고 있다. 당뇨병과 고혈압도 모두 10대 질병에 속한다. 이러한 질병들은 걸리기 싫은 질병들이며, 모두 복부 비만과 관련이 크다.

음식 조절과 운동을 병행해서 복부가 비만하지 않도록 노력하라. 그것이 우리나라 10대 사망 원인이 되는 질병을 예방하는 방법이다. 개인적인 노력으로도 잘 안 되면 메가 다이어트로 복부 비만이라는 높은 산을 넘어가라.

7. 감량 효과의 판정

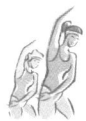

메가 다이어트의 효과 판정은 크게 세 가지로 나누어 한다. 체중, 체지방량, 그리고 복부 둘레로 검증하는 방법이다. 인 바디로 측정하여 세 가지 값을 얻고 그것을 엑셀 프로그램에 기록한다. 내원할 때마다 측정해서 세 가지 값의 변동을 검증한다.

메가 다이어트의 효과는 체지방량의 감소에 있다. 얼마만큼의 지방을 감소시켜 주는가가 초점이라고 할 수 있다. 하루에 변동되는 지방량을 보고 다이어트가 잘되고 있는지를 판단한다. 지방은 빠지는 조건을 맞추지 않는다면 아무리 많은 운동을 하더라도 효과를 느끼지 못한다. 체중은 빠지고 있어도 체지방은 전혀 움직이지 않는 경우도 흔하다.

내원 초기에 목표 체지방량을 정하고, 목표를 달성하기 위한 노력을 계속해야 한다. 다이어트를 하는 사람들은 마음이 조급한 탓에 서두르기 쉽다. 초기에 많은 체중 감량에 감동하기도 한다. 그러나 중요한 것은 지방이 빠져야 한다는 사실이다. 지방이 빠지고 있다면 현재 하고 있는 다이어트는 잘되고 있는 것이다. 그렇지 않다면 무언가 안 되는 원인이 있을 것이다. 메가 다이어트는 일주일에 두 번 내원하게 된다. 일주일에 두 번씩 측정을 해서 다이어트가 잘 진행되고 있는지를 검증한다.

체지방량이 감소되면 체중은 자연스레 맞추어진다. 이를테면 6kg의 지방이 감소되었다면 체중은 자연스럽게 7~8kg 정도가 빠지는 것이다. 체지방이 빠지고 있는 상황이라면 다이어트가 잘 진행되고 있다고 생각해도 무방하다. 3일 만에 내원했는데 하루 100g 정도의 지방량인 300g도 감소되지 않았다면 3일 동안 지방이 빠지는 조건을 지키지 못했다는 것을 말한다. 지킨다면 정확하게 300g 이상의 지방이 감소된다. 300g 이상의 지방이 감소되는데도 불구하고 체중 변동이 없거나 더 늘어나 있다 해도 별로 문제될 것이 없다. 우리가 감소시키고자 하는 것이 지방이기 때문에 체중은 잠시 접어 두어도 괜찮은 것이다.

그다음에 관심을 갖는 것이 복부 둘레이다. 사이즈로 볼 때는 남자는 90㎝ 이상, 여자는 85㎝ 복부 비만으로 정의한다. 인 바디에서 복부 사이즈는 측정 없이 계측, 기록된다. 직접 측정 없이 기록을 기준으로 해도 효과 판정에는 손색이 없다. 비만하게 되어서 문제가 되는 것은 내장지방, 즉 복부 비만이다. 복부가 비만하면 내당능 장애(impaired glucose tolerance. IGT)를 가져와서 당뇨병이 발병하게 된다. 고혈압, 동맥 경화, 심장 질환 같은 대사 증후군이 복부 비만에서 발생하게 된다.

복부는 지방이 집중되는 곳이기 때문에 지방이 감소되면 사이즈도 자연스레 줄어들게 된다. 그래서 비만 효과를 판정하는 데 복부 둘레가 중요하다. 복부 사이즈가 감소되면 내장 지방이 줄어들어 내장 지방 단면적도 감소한다. 복부 비만을 방지하면 대사 증후군의 발병을 막을 수 있다. 체중과 체지방에 더불어 복부 사이즈의 감소는 비만 치료 효과 판정에 중요한 이유가 된다.

8. 치료 후 관리

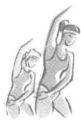

10kg 이상 감량했다고 하더라도 유지를 못한다면 아무런 소용이 없다. 성공적인 체중 감량이 되었다 하더라도 유지하는 것이 중요하다. 소식을 기본으로 하는 식사 변화와 꾸준한 신체 활동을 해주어야 빠진 체중을 유지할 수 있다. 그래서 다이어트 시작을 자신의 생활 습관을 변화시키는 첫 단계로 생각해야 되는 것이다.

성공적인 체중 감량 유지는 일반적으로 감량된 체중을 1년 이상 유지하는 것으로 이야기한다. 체중을 조절하는 것보다도 유지하는 것이 더 어려울 수가 있다. 1년 이상 감량된 체중이 잘 유지된 사람들은 소식을 실천하고 신체 활동을 꾸준히 한 사람들이다. 비만 치료 후의 관리는 체지방이 늘지 않도록 하는 것이다.

체중은 비만 치료 후에 늘어날 수 있다. 감량 초기에는 체중 감량이 빠르다. 이는 탄수화물 중합물인 글리코겐이 소진될 때 물과 함께 빠지기 때문이다. 보통 1.5~2kg이 감소된다. 비만 치료 후에 다시 정상 식사로 되돌아오면 이때 빠진 체중은 다시 되돌아오게 된다. 이것은 지극히 생리적인 현상이다. 이렇게 증가하는 체중은 아무런 문제가 없다. 그것은 체지방이 증가하는 것은 아니기 때문이다.

지방이 아닌 제지방은 늘어나도 상관없다. 만일 운동을 많이 하는 바람에 근육이 늘어나서 체중이 증가했다면 걱정할 일이 아니다. 하루 일상에서 물을 많이 마신다면 체중 변동은 필연적으로 일어나게 된다. 물을 마셔서 체중이 늘었다면 걱정할 필요가 없다. 하루에 마시는 물의 양이 2ℓ 정도라면 몸무게는 1㎏ 정도가 왔다 갔다 할 수 있을 것이다. 체중계가 보여 주는 수치에 너무 민감할 필요가 없다.

다이어트가 끝나고 나서는 지방 섭취에 주의를 기울여야 한다. 많은 양의 식사는 지방을 피할 수 없다. 비가시 지방이 들어오기 때문이다. 거기에 식용유나 육류를 통해서 가시 지방까지 가세한다면 더욱 심각해질 수 있다. 다이어트를 마치고 소식으로 식생활을 전환하는 것이 체지방 관리에 도움이 된다. 소식은 동서고금의 건강법이다. 평소에 많이 먹는 식습관이 비만과 무관하지 않다. 다이어트는 소식을 실천하는 첫 단계로 입문해야 빠진 체중을 오래 유지할 수 있게 된다.

비만 치료 후에는 체중보다도 지방이 늘지 않도록 주의해야 한다. 그래서 체지방이 늘지 않도록 식생활과 신체 활동에 관심을 가져야 한다. 다이어트 후에는 체지방 측정을 한 달에 한 번 정도는 해서 체지방 변동을 주시해야 한다. 체지방에 변동이 없다면 체중이 늘었다 해도 크게 문제될 것이 없다. 반면에 체지방이 늘고 있다면 어떤 원인인지 잘 파악해야만 한다. 다시 옛날 식생활로 돌아가 버리지는 않았는지, 간식과 야식 같은 나쁜 식습관이 도졌는지를 검토해 한다.

섭취하는 음식량이 많으면 체지방이 느는 것은 필연적이다. 소식을 권하는 것은 그 때문이다. 그리고 대인관계에서 발생하는 음주가 문제가 될 수 있다. 신체 활동을 게을리 하는 것도 체중 유지에 걸림돌이 될 수 있다. 사람들과 어울리는 모임이 많으면 유지하는 데 어려움이 많다. 우리 문화는 먹는 것을 나누는 것이기 때문에 사람을 만나면 결국 나 자신의 절제가 무너지기 쉽게 된다.

비만 치료 후에는 한 달에 한 번 정도 내원해서 체지방을 측정하는 것이 좋다. 한의원에 오지 않는 기간에는 스스로 관리하라. 매일 체중을 재고 기록하라. 기록한 체중이 한 달이 되고 두세 달, 그리고 1, 2년이 되면 나 자신의 자료로서 그만한 가치가 있는 것이 없다. 일목요연하게 몇 달간의 변동을 본다면 내 몸무게가 어디로 가고 있는지를 알 수 있게 된다. 큰 흐름을 알 수 있게 되고, 그러면 스스로 절제하게 될 것이다.

체중이 증가하는 것에 대해서는 너무 민감할 필요는 없다. 사회생활 속에서 사람들을 만나는 모임도 있고, 불가피하게 함께 어울려 한 잔 마실 때도 있다. 지내다 보면 1~2kg 정도의 체중이 쉽게 올라갈 수 있다. 이런 일은 지극히 정상적이다. 걱정할 일도 아니고 두려워할 문제도 아닌 것이다. 그 정도의 변동이 있다면 그 다음날은 절제를 해서 원래의 체중으로 되돌아오라. 좀 더 음식을 절제해 주고 운동을 통해서 올라간 것만큼 낮추어라. 올라간 상황에서 절제의 미학을 발휘하지 못한다면 또 다시 한 단계 상승하게 된다. 계속 한 단계씩 상승한다면 요요 현상을 직면하게 된다.

치료 후 관리의 첫 번째는 비만 치료 후에 끝났다고 절대로 만세 부르는 일은 없어야 한다는 것이다. 다이어트가 끝난 그날부터 새로운 시작임을 명심하라. 잠시 쉬는 때는 있더라도 빨리 원위치로 돌아와야 한다. 조금씩 허물어지면 둑이 터져 나간다. 그러자면 체중이란 화두를 놓지 말아야 한다. 매일 체중을 측정하는 것만 하더라도 얼마든지 관리할 수 있다. 그것마저도 안 하고 놓아 버리기 때문에 감량된 체중을 유지하지 못하는 것이다.

다이어트를 할 때 소식하던 습관을 몸에 철저하게 배게 하라. 그러면 관리할 때도 쉽다. 비만하게 된 것은 아무래도 평소에 많은 양의 음식 때문에 오는 것이 대부분이다. 우리는 필요 이상으로 너무나 많이 먹는다. 모든 대인관계에서도 음식을 나누는 것으로 시작한다. TV에서는 먹을거리 프로그램이 너무나 많다. 인터넷 공간에도 맛집이 도배되어 있다. 이런 환경 속에서 지내야 되기 때문에 내 자신이 확고한 의식을 갖지 못한다면 쉽게 분위기에 휩쓸리게 된다. 쓸데없는 과잉의 칼로리를 내 몸에 쏟아 붓고 있는 한 비만 탈출은 요원하다.

비만 치료는 방법론을 제공받고 잠시 도움을 청하는 일에 불과하다. 다이어트는 나 스스로 하는 일임을 명심하라. 비만 치료 후에는 소식하는 기본을 잊지 말아야 한다.

제7장
증례로 살펴본 메가 다이어트

1. 지방 감량 여부가 성공을 좌우한다
2. 지방은 빠지는 조건이 있다
3. 반복되는 요요 현상을 경험해도 성공할 수 있다
4. 연령과는 크게 상관관계가 없다
5. 고도 비만이면 몇 번에 나누어 감량해야 한다
6. 밤에 근무해도 다이어트에는 지장이 없다
7. 술을 마시면 다이어트 성적이 낮아진다
8. 연령이 높으면 감량 속도를 천천히
9. 체지방 20kg을 감량하는 것은 대단한 노력
10. 체지방 20kg 감량하는 데 넉 달
11. 3대가 함께 한 메가 다이어트
12. 100kg이 넘는 다이어트
13. 복부 둘레를 20㎝ 이상 줄이면 외모가 바뀐다
14. 혼자서는 실패했지만 메가 다이어트로 성공
15. 남성 복부 비만 해결은 메가 다이어트로
16. 이상적인 메가 다이어트

1. 지방 감량 여부가 성공을 좌우한다

다이어트는 지방을 빼지 못한다면 의미가 없다. 두 자릿수 체중 감량을 달성했다고 해도 수준급의 지방 감소가 없으면 성공한 다이어트라고 할 수 없다. 지방 감량 여부가 다이어트에서는 가장 중요하다. 어느 정도의 지방 감량이 적당한 목표인지 알아보자.

ㄱㅇㅇ님은 체중 98.7kg에 체지방이 48.5kg인 고도 비만 레벨이었다. 평소에 맛집을 찾아다닐 정도로 식도락을 즐기는 여성이며, 여러 번의 다이어트에도 불구하고 체중이 더욱 늘어서 내원하게 되었다. 목표 체중은 20kg 정도 줄인 70kg대를 희망하였다. 체중을 20kg을 줄인다면 체지방은 어느 정도 줄이는 것이 적당할까?

20kg의 몸무게를 줄인다면 체지방량은 15~16kg 정도가 포함되어야 이상적이다. 대략적으로 제지방 : 체지방의 비를 1 : 3이나 1 : 4 정도면 무난한 비율로 본다. 15kg의 체지방이 감소된다면 제지방은 5kg이 감소되어 제지방 : 체지방의 비는 1 : 3이 된다. 16kg의 체지방을 줄인다면 1 : 4가 된다. ㄱㅇㅇ님 같은 경우는 고도 비만이기 때문에 이 기준보다 조금 적은 체지방량으로 감소된다고 해도 성공한 케이스로 본다. 고도 비만은 지방량이 많기 때문에 이러한 기준을 충족시키는 데 어려움이 많기 때문이다.

	성명	나이/성별	신장 (cm)	체중 (kg)	체지방 (kg)	복부 둘레 (cm)	비고
	ㄱㅇㅇ	50/여	153.5	98.7	48.5	125	
목표							

횟수	날짜	체중 (kg)	체지방 (kg)	복부 둘레 (cm)	비고
1	07월 23일	98.7	48.5	125	
2	07월 25일	94.9	46.7	123	
3	07월 29일	94	45.2	121.7	
4	08월 01일	93	44.6	119.1	
5	08월 07일	91.7	43.3	117.6	
6	08월 09일	91.9	42.7	118.4	
7	08월 12일	90.6	39.6	118.4	
8	08월 14일	90.2	40.5	116.6	
9	08월 19일	89.5	41.5	115.5	
10	08월 22일	87.9	39.6	115	
11	08월 26일	87.3	39.8	113.3	
12	10월 11일	85.4	37.2	109.6	
13	10월 14일	82.5	36.1	107.4	
14	10월 17일	81.9	34.8	106.5	
15	10월 21일	81.9	34.8	107.5	
16	10월 24일	81	34	105.1	
17					
18					
19					
20					
21					
22					
23					
24					
25					
26					
27					
28					
29					
30					
31					
32					
33					
34					
35					
36					
최종 감소량		-17.7	-14.5	-19.9	송정한의원
최종 감소량(%)					02-2256-3690

ㄱㅇㅇ님은 두 달 정도의 기간에 체중 98.7kg을 81kg으로 17.7kg 감소시켜 다이어트에 성공했다. 본인이 줄이고자 하는 체중까지는 달성하지 못했지만 체지방은 48.5kg에서 34kg으로 무려 14.5kg이 감소했다. 이 기간에 복부 둘레는 125cm에서 105.1cm로 19.9cm가 감소되어 입던 옷들이 크게 느껴졌다. 이와 같이 다이어트는 지방 감량이 중요하다. 지방을 감소시키지 못한 다이어트는 성공한 다이어트라고 할 수 없다.

ㅇㅈㅎ님은 체중 89.4kg에 체지방량 39.2kg의 비만 레벨이다. ㅇㅈㅎ님의 감량 목표는 체지방 20% 정도인 8kg 정도가 된다. 체지방 8kg을 감량하면 체중은 10kg 이상 감량된다.

10kg의 체중 가운데 8kg의 지방을 빼는 것이 목표가 된다. 제지방 : 체지방의 비는 1 : 4가 된다. ㅇㅈㅎ님의 36일 동안 감량 목표는 체중 10kg, 체지방 8kg이 된다. 이러한 목표로 메가 다이어트를 진행해서 ㅇㅈㅎ님은 36일간 체중 10kg, 체지방량 8.3kg 감량을 달성하였다.

메가 다이어트는 지방 감량 여부가 성공을 좌우한다. 목표를 정할 때도 감량시킬 체지방량을 먼저 정한다. 희망하는 체중 감량을 목표로 한다고 해도 감량 체중에 따른 체지방량이 우선 목표가 된다. 줄여야 될 체지방량이 정해지면 목표 체중은 제지방 : 체지방의 비에 따라 정해진다. 제지방 : 체지방의 비는 1 : 3 이나 1 : 4 정도의 비로 목표 체중을 산출하게 된다. 지방 감량이 가장 중요하기 때문에 이 기준을 적용한다.

	성명	나이/성별	신장 (cm)	체중 (kg)	체지방 (kg)	복부 둘레 (cm)	비고
2007.07	ㅇ ㅈ ㅎ	30/여	159	89.4	39.2	117.7	
목표							

횟수	날짜	체중 (kg)	체지방 (kg)	복부 둘레 (cm)	비고
1	07월 04일	89.4	39.2	117.7	
2	07월 07일	85.1	36.1	114.7	
3	07월 10일	84.6	35.9	113	
4	07월 13일	85.6	35.7	115	
5	07월 16일	85.3	35.5	114.2	
6	07월 20일	83.3	34.3	111.2	
7	07월 24일	82.3	33.3	110.2	
8	07월 27일	81.5	32.4	108.6	
9	08월 01일	80.5	31	108.2	
10	08월 06일	79.4	31.5	107.8	
11	08월 08일	79.3	30.9	105.8	
12					
13					
14					
15					
16					
17					
18					
19					
20					
21					
22					
23					
24					
25					
26					
27					
28					
29					
30					
31					
32					
33					
34					
35					
36					
최종 감소량		-10.1	-8.3	-11.9	송정한의원 02-2256-3690
최종 감소량(%)					

2. 지방은 빠지는 조건이 있다

　메가 다이어트에서는 지방을 빼는 것이 다이어트 성공 여부를 결정한다. 다이어트를 하는 사람들은 체중 변화에 민감하다. 사실 체중은 체지방 체중과 제지방 체중이 합해진 것인데도 체지방 변화보다는 변동되는 체중에 웃고 울고 한다. 체중이 감소되었다고 해도 수준급의 지방 감소가 동반되지 않는다면 바람직한 다이어트가 아니다. 굶거나 원 푸드 다이어트를 하게 되면 체중을 빠르게 감소되지만 체지방이 주는 것은 아니다. 단기간에 체중이 많이 줄었다고 좋아할 일이 아닌 것이다.

　지방은 물과는 상용성이 없기 때문에 우리 몸에서 배척하는 성분이다. 그래서 많은 양이 축적되면 질병이 발생한다. 복부 비만이 심해지면 대사 증후군을 일으키는 것은 그 때문이다. 이러한 지방은 우리 몸에서 빠져 나가는 것도 쉽지 않다. 지방의 물성이 70%가 물도 이루어진 우리 몸과는 맞지 않기 때문이다. 그래서 축적된 지방을 제거하기가 쉽지 않다. 지방은 탄수화물을 충분히 섭취하면 빠지지 않게 된다. 적절한 탄수화물의 제한이 있어야만 감소된다. 지방이 빠지는 조건을 충족시킨다면 하루에 100~200g 정도가 감소된다.

　메가 다이어트는 일주일에 두 번 정도 한의원에 나와야 한다. 3일 간격 또는 4일 간격으로 체지방이 정상적으로 감소되고 있는가를 관리하

	성명	나이/성별	신장 (cm)	체중 (kg)	체지방 (kg)	복부 둘레 (cm)	비고
	ㄱㄱㅇ	27/여	156.4	58	21.3	86	
목표							

횟수	날짜	체중 (kg)	체지방 (kg)	복부 둘레 (cm)	비고
1	04월 21일	58	21.3	86	
2	04월 25일	56.6	21.2	85.7	
3	04월 28일	55.2	20	83.4	
4	05월 01일	56.3	20.4	84.1	
5	05월 04일	55.7	19.6	83.4	
6	05월 08일	55.2	19.6	83.1	
7	05월 12일	54.1	18.5	81.7	
8	05월 19일	53.3	18.3	79.7	
9	05월 26일	52.9	17.2	80.3	
10	05월 29일	52.2	16.9	78.5	
11	06월 02일	52.4	16.9	79.3	
12	06월 05일	52.2	17	79.8	
13	06월 09일	51.8	16.3	78	
14	06월 13일	51.8	16.4	79.5	
15	06월 16일	50.4	15.2	77.4	
16	06월 20일	50.7	15.8	77.1	
17	06월 27일	49.8	14.6	76.8	
18	06월 30일	49.6	14.9	76.9	
19	07월 04일	49.1	14	76.1	
20	07월 14일	49.3	14.2	78	
21	07월 21일	48.9	14	75.8	
22	07월 28일	48.9	13.2	75.1	
23					
24					
25					
26					
27					
28					
29					
30					
31					
32					
33					
34					
35					
36					
최종 감소량		-9.1	-8.1	-10.9	송정한의원 02-2256-3690
최종 감소량(%)					

139

는 것이다. 3일 만에 내원했을 때 최소한 하루에 지방량 100g 정도 이상이 감소되지 않았다면 탄수화물 양의 조절에 실패한 것으로 본다. 3일 만에 체지방 측정에서 300g 정도의 지방 감소가 없었다면 3일 동안은 탄수화물 섭취가 많았다고 본다. 정확한 양의 탄수화물을 섭취했다면 300g 이상의 지방이 빠지게 된다. 이것은 아주 정확하다. 개인적인 차이가 거의 없다.

하루 100~200g의 지방이 감소한다면 30일 기준으로 3~6kg이나 줄일 수 있다. 순수 지방만을 말이다. 이 정도의 체지방 감소라면 체중은 5~8kg 정도 줄게 된다. 한 달에 이 정도를 줄일 수 있다면 대단한 양이 아닌가. 메가 다이어트를 성공하면 이 정도의 성적은 어렵지 않게 달성한다.

ㄱㄱㅇ님은 체중 58kg, 체지방량 21.3kg 정도 나가는 27세 여성인데, 메가 다이어트까지는 필요 없지만 본인이 원해서 두 달 동안 메가 다이어트를 진행했다. 두 달 동안의 노력으로 48kg 정도로 체중 감량을 하였고, 체지방량은 8.1kg이나 줄였다. 다이어트 진행 과정에서 성적이 나지 않는 기간이 있었다. 야채를 먹을 때 요구르트 음료로 드레싱을 했는데 그것 때문에 문제가 되었던 것이다. 시판되는 요구르트나 두유는 시럽이나 설탕 등의 탄수화물이 들어 있다. 이러한 것들이 지방을 감소시키는 데 지장을 줄 수 있다.

ㄱㅇㅁ님은 체중 70.1kg, 체지방량 26.1kg으로 비만 레벨이었다. 두 달 동안 체중 11.2kg, 체지방량 8.4kg 감량을 달성해서 메가 다이어트에 성공했다. 체지방량 20kg에 진입하고 난 후 2주 동안 변화가 없어서 상담을 자세히 했더니 주변에서 권하는 커피 때문이었다. 메가 다이어트에서는 허용되는 범위 내에서 탄수화물을 섭취하는 방법이기 때문에 커피에 들어 있는 설탕 정도로도 다이어트에 지장을 줄 수 있다.

	성명	나이/성별	신장 (cm)	체중 (kg)	체지방 (kg)	복부 둘레 (cm)	비고
	ㄱ ㅇ ㅁ	34/여	162	70.1	26.1	92.8	
목표							

횟수	날짜	체중 (kg)	체지방 (kg)	복부 둘레 (cm)	비고
1	11월 21일	70.1	26.1	92.8	
2	12월 01일	68.7	25.4	91.1	
3	12월 04일	68.7	24.8	90.8	
4	12월 08일	67.2	23.8	90.1	
5	12월 11일	66.6	23.6	88.2	
6	12월 15일	66	22.7	87.7	
7	12월 18일	65.5	22.7	86.5	
8	12월 22일	64.1	20.9	86	
9	12월 26일	63.8	21	84.3	
10	12월 29일	63.6	20.3	85.5	
11	01월 05일	61.7	20.3	83.8	
12	01월 08일	61.8	20.1	82.9	
13	01월 13일	61.6	19.2	84.3	
14	01월 16일	61.3	18.6	83	
15	01월 20일	60.5	18.7	82.6	
16	01월 28일	60.7	18.7	81.6	
17	02월 03일	59.8	18	80.2	
18	02월 05일	59.2	17.8	81	
19	02월 09일	58.9	17.7	78.9	
20					
21					
22					
23					
24					
25					
26					
27					
28					
29					
30					
31					
32					
33					
34					
35					
36					
최종 감소량		-11.2	-8.4	-13.9	송정한의원
최종 감소량(%)					02-2256-3690

3. 반복되는 요요 현상을 경험해도 성공할 수 있다

요요 현상은 다이어트를 중단하면 반드시 찾아오는 필수적인 결과가 아니라 잘못된 다이어트 방식에 따른 일종의 부작용이라 할 수 있다. 완전히 굶거나 원 푸드 다이어트를 오래 하게 되면 필연적으로 요요 현상이 오게 된다. 이는 다이어트의 기본을 생각하지 않고 극단적인 방법을 선택하였기 때문이다.

이러한 극단적인 방법을 선택하지 않고 다이어트에 성공했다고 하더라도 생활 습관을 고치지 못하면 요요 현상을 막을 수 없다. 간식이나 야식 같은 나쁜 식습관을 고수하면 체중이 원래대로 돌아가는 것은 시간문제라고 할 수 있다. 다이어트는 성공하는 것도 중요하지만 다이어트 후에 감량된 체중을 잘 유지하는 것이 더 중요하다.

감량된 체중을 유지하지 못하고 요요 현상을 경험하게 되면 다이어트에 대한 자신감이 없어지게 된다. 반복된 다이어트로 인해 체질도 나빠지게 되어서 요요 현상 후에 다이어트는 더욱 어렵게 된다. 일반적으로 요요 현상을 겪은 사람들은 다이어트에 지장이 많다고 알려져 있다.

22세인 ㄱㄴㅇ님은 물을 잘 마시지 않는 나쁜 습관이 있으며, 떡볶이나 피자를 좋아해서 앉은 자리에서 배가 부를 정도로 먹어 버린다. 고등학교 때부터 체중이 80kg이 넘어 다이어트를 여러 번 했다고 한다. 다이

	성명	나이/성별	신장 (cm)	체중 (kg)	체지방 (kg)	복부 둘레 (cm)	비고
	ㄱㄴㅇ	22/여	162.5	84.3	35.7	105.1	
목표							

횟수	날짜	체중 (kg)	체지방 (kg)	복부 둘레 (cm)	비고
1	03월 15일	81.6	35	106.3	
2	03월 17일	81.8	34.7	102.3	
3	03월 20일	79.5	34.2	101.4	
4	03월 24일	79.7	33.3	100.4	
5	03월 27일	78.7	33	99.1	
6	03월 31일	77.9	32.6	98.2	
7	04월 03일	78	31.4	98.7	
8	04월 07일	76.5	30.9	96	
9	04월 10일	75.6	30.3	96.4	
10	04월 14일	75.1	30.2	94.8	
11	04월 17일	74.9	30	93.8	
12	04월 21일	74.4	29.6	95.1	
13	04월 26일	73.1	28	95.3	
14	04월 28일	73.2	28.1	92.8	
15	05월 03일	72.4	27.3	93.6	
16	05월 08일	71.3	28.1	91.4	
17	05월 13일	71.3	27.3	90.2	
18	05월 17일	70.7	26.2	92.1	
19	05월 19일	70.5	26.8	90.1	
20	05월 22일	70.7	25.7	86.4	
21	05월 29일	68.6	24.9	85.4	
22	06월 04일	67.8	25	85.5	
23	06월 07일	67.6	24.2	89.2	
24	06월 09일	67.4	24.4	85	
25	06월 14일	66.2	23.6	86.3	
26	06월 16일	66	23.9	84.7	
27	06월 19일	65.7	23.9	83.5	
28	06월 23일	65.5	23.2	81.6	
29	06월 28일	66.3	22.1	85.2	
30					
31					
32					
33					
34					
35					
36					
최종 감소량		-18	-13.6	-19.9	송정한의원 02-2256-3690
최종 감소량(%)					

어트를 시작하면 거의 굶다시피 해서 체중을 많이 뺀다고 했다. 양약과 주사로 살을 빼고 나서 요요 현상을 겪었다고 한다.

내원했을 때 체중은 84.3kg, 체지방량은 35.7kg, 복부 둘레는 무려 105.1㎝나 되었다. 먼저 다이어트를 할 때는 물을 잘 마셔야 되는 이유를 설명하고, 간식이나 야식 같은 나쁜 식습관에 대한 조언도 함께 했다. 다이어트에 쏟아 붓는 열정과 노력은 반드시 보답으로 돌아온다는 말로 확신을 주었다. 100일이 넘게 다이어트에 매진해서 체중 18kg, 체지방 13.6kg, 복부 둘레는 무려 19.9㎝가 감소되었다. 여러 번 요요 현상을 겪어도 지방을 정확하게 감량한다면 다이어트에 성공할 수 있다.

ㄱㄴㄹ님은 59세 여성인데 40대부터 다이어트를 여러 번 하면서 요요 현상을 겪었다고 한다. 내원했을 때 체중 76.1kg, 체지방량 27.2kg으로, "이번에도 요요 현상이 제일 걱정"이라며 메가 다이어트를 시작했다. 지방을 성공적으로 감량하면 요요 현상을 걱정하지 않아도 된다고 설명드리고 몇 가지 주의 사항을 당부하는 것으로 다이어트가 시작되었다.

탄수화물 섭취량을 정확히 지키고 운동도 게을리 하지 않으면서 성실하게 다이어트에 임했다. 두 달이 좀 넘는 기간에 체중 12kg, 체지방 8kg 감량을 무난히 달성했다. 복부 둘레는 12.9㎝가 감소했다. 요요 현상을 걱정했지만 무난한 성적으로 다이어트에 성공했다.

메가 다이어트에서 요요 현상을 겪은 것은 크게 문제가 되지 않는다.

	성명	나이/성별	신장 (cm)	체중 (kg)	체지방 (kg)	복부 둘레 (cm)	비고
	ㄱ ㄴ ㄹ	59/여	163.1	76.1	27.2	100	
목표							

횟수	날짜	체중 (kg)	체지방 (kg)	복부 둘레 (cm)	비고
1	11월 03일	76.1	27.2	100	
2	11월 05일	74.4	27.1	99.4	
3	11월 07일	74.5	26.4	99.2	
4	11월 11일	73.8	25.6	98.2	
5	11월 14일	72.3	25.2	96.9	
6	11월 18일	71.8	24.6	96.7	
7	11월 21일	71.4	23.5	96.1	
8	11월 25일	70.4	23.2	94.8	
9	11월 29일	69.4	22.5	93.3	
10	12월 02일	68.2	22.1	91.8	
11	12월 05일	68.9	21.8	93.7	
12	12월 09일	67.6	21.2	90.3	
13	12월 12일	68.4	21.4	92.3	
14	12월 16일	66.9	20.9	90.2	
15	12월 19일	66.2	20.2	90.1	
16	12월 23일	65.6	19.3	89.9	
17	12월 26일	66.4	19.4	90	
18	12월 30일	64.6	18.6	88.1	
19	01월 02일	64.2	19.1	88.8	
20	01월 06일	64.3	18.7	87.9	
21	01월 09일	64.1	18.8	87.1	
22					
23					
24					
25					
26					
27					
28					
29					
30					
31					
32					
33					
34					
35					
36					
최종 감소량		-12	-8.4	-12.9	송정한의원 02-2256-3690
최종 감소량(%)					

4. 연령과는 크게 상관관계가 없다

영국의 시장 조사 기관인 램브리니 라이트가 여성 3,000명을 대상으로 조사한 결과, 다이어트에 가장 효과적인 나이는 28세라고 주장했다. 외국의 조사 결과가 우리나라와 일치되지 않겠지만 일반적으로 다이어트는 젊은 연령층에서 성공률이 높고, 연령이 높아지면 다이어트가 점점 어려워지는 것으로 인식되고 있다. 그래도 30대나 40대에서 다이어트를 하는 것은 아무런 주변의 저항이 없다. 그러나 50대가 다이어트를 한다면 고개를 갸웃거리는 경우가 많다. 60대 이상의 연령이면 그 나이에 다이어트를 무엇 때문에 하느냐는 비아냥거림이 쏟아진다.

몸매와 미용을 목적으로 젊은 연령층은 다이어트에 매달린다. 하지만 정작 다이어트가 필요한 연령층은 40대가 넘어 복부 비만이 심각해지는 연령층에서 더욱 절실하다. 이러한 연령층은 자신이 살을 빼야 한다는 필요성을 느끼지만 실천은 쉽지 않다.

50대가 넘는 연령층에서는 근육량이 줄게 되어 체지방률이 더욱 높아져서 고혈압이나 당뇨병 같은 질환이 우려된다. 다이어트로 체지방을 줄여야 할 필요성이 높은 연령은 사실 50대가 넘는 연령층이다. 그러나 대부분 자신에게 투자할 정도의 여유는 생각도 못하며, '이 나이에 다이어트를 해서 뭐하냐?' 는 생각 때문에 다이어트는 엄두도 못 낸다.

	성명	나이/성별	신장 (cm)	체중 (kg)	체지방 (kg)	복부 둘레 (cm)	비고
	ㅇ ㄱ ㅈ	65/여	158	79.3	33.6	101.4	
목표							

횟수	날짜	체중 (kg)	체지방 (kg)	복부 둘레 (cm)	비고
1	09월 17일	79.3	33.6	101.4	
2	09월 19일	76.7	32.7	101.0	
3	09월 22일	75.7	32.1	99.7	
4	09월 25일	75.1	30.4	100.3	
5	09월 28일	75.0	30.8	99.6	
6	10월 01일	74.6	29.1	99.6	
7	10월 05일	73.4	29.4	100.2	
8	10월 09일	72.9	28.5	99.6	
9	10월 14일	74.1	29.0	99.4	
10	10월 16일	73.3	29.1	99.2	
11	10월 19일	71.2	28.9	97.2	
12	10월 23일	71.5	27.9	97.5	
13	10월 26일	71.9	27.9	97.2	
14	10월 30일	71.1	27.1	96.4	
15	11월 02일	70.5	27.2	96.3	
16	11월 06일	70.1	26.0	95.7	
17	11월 09일	70.0	25.8	95.2	
18	11월 13일	69.4	25.8	95.3	
19	11월 16일	68.9	25.6	95.0	
20	11월 20일	68.9	25.0	94.6	
21	11월 23일	68.6	24.7	95.0	
22	11월 27일	69.1	25.3	93.8	
23					
24					
25					
26					
27					
28					
29					
30					
31					
32					
33					
34					
35					
36					
최종 감소량		-10.2	-8.3	-7.6	송정한의원 02-2256-3690
최종 감소량(%)					

50대가 넘는 연령층에서는 5% 정도의 체중 감량만 있더라도 대사 증후군의 위험을 크게 낮출 수 있기 때문에 사실 다이어트를 해서라도 체지방량을 줄여 주는 것이 필요하다. 많은 체지방량이 축적되어 있는 상태에서 처방되는 약물은 수치 조절은 성공할 수 있으나 근본적인 방법은 되지 못한다. 고혈압이나 당뇨병은 체중 조절로써 그 위험률을 많이 낮출 수 있다. 고혈압과 당뇨병에 대한 약 처방으로 그런 질환들이 해결되는 것이 아니다.

메가 다이어트로 체중 감량에 성공하신 분들은 50대와 60대는 물론이고 70대까지 다양하다. 70대 연령층에서도 다이어트가 가능하다는 것을 확인할 수 있었다. 연령이 높으면 감량률에 있어서 젊은 연령층과는 차이가 있다 하더라도 건강에 도움이 되는 정도의 감량에는 전혀 지장이 없다. 성실하게 다이어트를 한다면 젊은 연령층만큼의 성적도 나올 수도 있다.

ㅇㄱㅈ님은 65세 여성으로 체중 79kg, 체지방량 33.6kg으로 다이어트를 시작했다. 혈압 약도 복용하고 있으며, 온몸이 아파서 다이어트를 시작하게 되었다. 연령이 높기 때문에 다이어트가 쉽지 않았지만 석 달 정도의 기간에 체중 10.2kg, 체지방량 8.3kg을 줄였다. 다이어트 후에 몸이 아픈 것이 개선된 것은 물론 혈압 조절도 잘되었다고 한다.

ㄱㅅㅇ님 역시 60대 여성으로 체중 62.6kg, 체지방량 25kg으로 다이어트를 시작했다. 복부가 비만해서 다이어트를 시작하였는데, 외형적으로 보아서는 비만하게 보이지 않는 분이었다. 뱃살을 줄여 보려고 많은 노력을 했는데 뱃살만큼은 잘 안 되어 주변 분의 소개로 한의원에 오시게 되었다. 석 달간의 노력 끝에 체중 62.6kg을 50.1kg으로 12.5kg 줄였다. 처녀 때 몸무게로 돌아왔다고 좋아했다. 체지방량은 25kg에서 15kg

	성명	나이/성별	신장 (cm)	체중 (kg)	체지방 (kg)	복부 둘레 (cm)	비고
	ㄱ ㅅ ㅇ	60/여	149	62.6	25.0	94.3	
목표							

횟수	날짜	체중 (kg)	체지방 (kg)	복부 둘레 (cm)	비고
1	03월 05일	62.6	25	94.3	
2	03월 07일	61.4	24.7	93.9	
3	03월 10일	59.9	24.1	91.5	
4	03월 13일	59.7	23.2	90.9	
5	03월 17일	58.2	22.6	89.2	
6	03월 20일	57.6	21.8	88.2	
7	03월 24일	57.1	21.4	88.4	
8	03월 27일	56.5	21.1	87.9	
9	03월 31일	55.8	20.5	86.4	
10	04월 03일	55.4	20.1	85.5	
11	04월 07일	54.9	19.4	85.3	
12	04월 10일	54.9	18.9	85.2	
13	04월 14일	54.4	18.8	84.7	
14	04월 17일	53.6	18.4	83.8	
15	04월 21일	53.3	17.6	84.1	
16	04월 24일	53.3	17.6	83.0	
17	04월 28일	52.2	17.3	81.6	
18	05월 01일	52.1	16.6	82.4	
19	05월 04일	51.7	16.3	81.7	
20	05월 07일	52.4	16.4	82.3	
21	05월 12일	51.0	16.1	81.2	
22	05월 15일	50.3	15.1	79.9	
23	05월 19일	50.1	15	79.6	
24					
25					
26					
27					
28					
29					
30					
31					
32					
33					
34					
35					
36					
최종 감소량		-12.5	-10	-14.7	송정한의원 02-2256-3690
최종 감소량(%)					

으로 10kg을 감량했던 것이다. 복부 둘레는 94.3㎝에서 79.6㎝로 14.7 ㎝ 감소되었다.

메가 다이어트는 연령에 따른 제약은 없는 것으로 생각된다. 감량 속도가 느린 것은 감안해야 되겠지만 다이어트 자체가 안 되는 것은 아니다. 60대인 ㅇㄱㅈ님과 ㄱㅅㅇ님의 성적이 그것을 대변하고 있다. 높은 연령층이라도 체지방을 8kg 이상 감량해 주면 고혈압과 당뇨병 조절에 많은 도움을 줄 수 있다.

ㅈㅎㄹ님은 복부 비만으로 인한 고지혈증으로 시달리다가 내원하게 되었다. 체중 71.5kg, 체지방량 27.2kg, 복부 둘레 101.4㎝였다. 혈액 검사에서 지방 수치가 높아서 기름진 음식을 절제하고 있으며, 고혈압이나 당뇨병은 없다고 했다. 기름진 음식을 별로 좋아하지도 않는데 배가 나왔다는 푸념도 덧붙였다. 다이어트를 마쳤을 때는 체중 13.9kg, 체지방량 10.1kg, 그리고 복부 둘레 16.7㎝가 감소되었다. 혈중 중성 지방, 콜레스테롤, 고밀도 지단백 수치 등이 개선되었다.

	성명	나이/성별	신장 (cm)	체중 (kg)	체지방 (kg)	복부 둘레 (cm)	비고
현재	ㅈㅎㄹ	54/여	151	71.5	27.2	101.4	
목표							

횟수	날짜	체중 (kg)	체지방 (kg)	복부 둘레 (cm)	비고
1	02월 09일	71.5	27.2	101.4	
2	02월 20일	68.1	26.6	98.5	
3	02월 24일	67.6	24.8	97.1	
4	02월 27일	66.6	25	96.9	
5	03월 03일	66.2	24.5	95.1	
6	03월 06일	65.3	23.6	94.5	
7	03월 10일	64.6	23.2	93.8	
8	03월 13일	63.7	22	92.9	
9	03월 17일	63.4	21.9	92.3	
10	03월 20일	63	21.9	91.7	
11	03월 24일	61.9	20.8	90.3	
12	03월 27일	60.8	21	89.9	
13	04월 03일	59.9	19	88.7	
14	04월 10일	58.5	18.4	86.3	
15	04월 14일	58.2	17.8	86.1	
16	04월 17일	58.7	18.8	87.8	
17	04월 21일	57.1	17.5	85.8	
18	04월 29일	57.6	17.1	84.7	
19					
20					
21					
22					
23					
24					
25					
26					
27					
28					
29					
30					
31					
32					
33					
34					
35					
36					
최종 감소량		-13.9	-10.1	-16.7	송정한의원 02-2256-3690
최종 감소량(%)					

5. 고도 비만이면 몇 번에 나누어 감량해야 한다

남성은 체지방률이 35%가 넘으면 고도 비만 레벨이 된다. ㄱㅇㅈ님은 중국에 유학하고 있는 학생인데 방학 때만 시간을 낼 수가 있어서 방학 때마다 조금씩 감량하는 계획으로 다이어트를 시작했다. 겨울 방학을 이용해서 한 달 정도를 다이어트를 했으며, 여름 방학 때에는 두 달 동안 다이어트를 하였다.

내원할 때 체중이 94.1kg, 체지방량 38.6kg으로 여러 달 감량이 필요한 정도였다. 한꺼번에 시간을 낼 수가 없어서 여러 번에 걸쳐 감량할 계획으로 첫 번째 다이어트를 시작하게 되었다. 첫 달은 정신적인 무장이 잘되어서 한 달 정도의 기간에 체중 11.7kg, 체지방량 7.5kg을 감량하게 되었다. 부모들 모두 메가 다이어트 효과에 만족을 표시했고, 여름 방학 때 다시 부탁드리겠다고 돌아갔다.

그해 7월에 다시 내원했는데 체중이 83kg, 체지방량 30.2kg으로 5개월 동안 요요 현상 없이 유지가 잘된 상태였다. 체지방량은 2월에 마쳤을 때보다도 0.9kg이 줄어 있어 여름 방학 때 한 번만 더 다이어트를 이어 가면 수준급의 감량이 예상되었다. 두 번째 다이어트를 하는 사람들은 첫 번째보다 못한 성적을 기록하는 경우가 많다. 그것은 첫 번째 다이어트 때는 아무것도 모르고 따라 하게 되는데 두 번째는 조금씩 절제를 무너뜨리기 때문이다. 두 번째 다이어트에는 겨우 체중 3.4kg, 체지

	성명	나이/성별	신장 (cm)	체중 (kg)	체지방 (kg)	복부 둘레 (cm)	비고
	ㄱㅇㅈ	17/남	167	94.1	38.6	116.1	
목표							

횟수	날짜	체중 (kg)	체지방 (kg)	복부 둘레 (cm)	비고
1	01월 09일	94.1	38.6	116.1	
2	01월 12일	91.3	38.1	113.8	
3	01월 16일	91.3	37.6	112.5	
4	01월 19일	89.8	37.7	113.5	
5	01월 28일	87.6	35.6	109.3	
6	01월 30일	87	34.4	107.1	
7	02월 02일	86.1	34.3	106.9	
8	02월 06일	85.2	32.7	105.1	
9	02월 09일	84.7	32.2	106.3	
10	02월 13일	84.7	32	104.6	
11	02월 16일	84.2	32.3	106.2	
12	02월 20일	83.9	32.3	105.5	
13	02월 23일	82.4	31.1	102.8	
14					
15					
16					
17					
18					
19					
20					
21					
22					
23					
24					
25					
26					
27					
28					
29					
30					
31					
32					
33					
34					
35					
36					
최종 감소량		-11.7	-7.5	-13.3	송정한의원 02-2256-3690
최종 감소량(%)					

방량 2.8kg 감소에 그쳤다. 여름이고 주변에서 유혹이 많아서 다이어트에 집중할 수 없었다고 했다. 결국 아쉬운 정도로 다이어트를 마쳤지만 다음 방학 때는 재도전을 꿈꾸고 있다.

ㅈㅅㅁ님은 체중 156kg, 체지방이 61.6kg, 복부 둘레가 157㎝ 정도 되는 거인이다. 어릴 때부터 비만했고, 고등학교를 졸업했을 때 이 정도의 체구가 되었다고 한다. 지방 도시에서 대학을 다니고 있기 때문에 한꺼번에 시간을 낼 수가 없어서 나누어 다이어트를 진행하게 되었다.

겨울 방학 때 한 달 만에 156kg의 체중을 142.3kg으로 13.7kg 줄였다. 체지방량은 61.6kg을 50kg으로 11.6kg 감량했다. 복부 둘레는 157㎝를 140.4㎝로 16.6㎝ 줄게 되었다. 어머니가 특히 기뻐하며 여름 방학 때 다시 다이어트를 하겠다고 돌아갔다. 여름 방학이 되어서 내원했을 때는 체중 139.2kg, 체지방량 49.7kg으로 5개월 동안 요요 현상 없이 유지를 잘해 왔다.

이번에는 일주일에 세 번씩 내원하는 집중 다이어트를 하게 되었다. 스스로 감량 의지를 불태우고 있었기 때문에 많은 감량이 가능하게 되었다. 가족들도 다이어트에 적극 협조하는 분위기였고, 주변 사람들이 달라진 모습에 격려를 아끼지 않았다. 여름 방학 때 도전한 두 번째 다이어트에서 체중 12.2kg, 체지방 9.5kg, 복부 둘레 14.9㎝를 줄이게 되었다.

	성명	나이/성별	신장 (cm)	체중 (kg)	체지방 (kg)	복부 둘레 (cm)	비고
	ㅈㅅㅁ	20/남	189	156.5	61.6	157	
목표							

횟수	날짜	체중 (kg)	체지방 (kg)	복부 둘레 (cm)	비고
1	01월 18일	156.5	61.6	157	
2	01월 20일	154.8	61.3	153.9	
3	01월 23일	151.9	59.7	151.3	
4	01월 26일	151.5	58.5	150.6	
5	01월 29일	150.3	59	147.8	
6	02월 02일	148.2	56.7	146.7	
7	02월 05일	146.3	54.4	144.9	
8	02월 08일	145.7	54.7	143.7	
9	02월 20일	142.3	50	140.4	
10	07월 05일	139.2	49.7	134.5	
11	07월 07일	138	48.2	133	
12	07월 09일	137.6	48.2	131.6	
13	07월 12일	136.9	46.9	130.2	
14	07월 14일	135.3	47.2	129.9	
15	07월 16일	133.9	46.8	128.4	
16	07월 19일	134.2	46.1	128.8	
17	07월 21일	133.2	44.4	126.7	
18	07월 23일	132.4	43.9	125	
19	07월 26일	130.9	44.4	124.2	
20	07월 28일	129.7	43.6	123.8	
21	08월 02일	129.4	42.9	124.2	
22	08월 06일	128	40.7	120.9	
23	08월 09일	128.1	40.8	119.7	
24	08월 11일	127	40.2	119.6	
25					
26					
27					
28					
29					
30					
31					
32					
33					
34					
35					
36					
최종 감소량	-29.5	-21.4	-37.4	송정한의원 02-2256-3690	
최종 감소량(%)					

6. 밤에 근무해도 다이어트에는 지장이 없다

　직종의 다양화로 인해 밤에 일하는 사람들이 늘고 있다. 또한 비상근무 교대 형태로 낮과 밤이 바뀌면서 근무하는 형태도 많다. 우리 몸은 어떤 변화가 주어지면 그에 적응하여 균형을 유지하고 건강을 유지한다. 그러나 변화의 폭이 크거나 장기간 지속적으로 반복되면 항상성이 무너지고 만다. 교대 근무를 하거나 낮과 밤이 완전히 바뀐 환경에서 일을 하게 되면 내분비 호르몬 균형이 깨진다고 한다.

　많은 연구에서 교대 근무를 하는 노동자는 지속적인 피로, 수면 장애, 소화 장애를 가장 많이 호소하고, 비교대 노동자보다 스트레스가 높고, 근골격계 질환과 심장 질환을 많이 일으키는 것으로 보고되고 있다. 또한 우울, 불안 등 정신적 질환도 잘 걸리는 것으로 알려져 있다. 밤에 일하는 사람들은 멜라토닌은 감소하고 에스트로겐은 늘어나는 이상 호르몬 분비에 시달리게 된다. 그래서 야간에 근무하는 간호사들은 유방암에 걸릴 확률이 높아진다고 한다.

　ㅂㅇㅅ님은 의류 도매 시장의 야간 매장에서 근무한다. 내원했을 때 체중 69kg, 체지방량 24.6kg으로 비만 레벨이었다. 모임도 많고 두주불사하는 여장부 타입인데 자주 하는 술자리 때문에 체중 조절이 어려운 분이다. 얼마 전부터 혈압 약을 복용하게 되었는데, 이렇게 지내다가는

	성명	나이/성별	신장 (cm)	체중 (kg)	체지방 (kg)	복부 둘레 (cm)	비고
	ㅂㅇㅅ	51/여	157	69	24.6	93.8	
목표							

횟수	날짜	체중 (kg)	체지방 (kg)	복부 둘레 (cm)	비고
1	06월 14일	69	24.6	93.8	
2	06월 20일	66.7	23	92.8	
3	06월 22일	67.6	23.6	93	
4	06월 25일	65.8	21.9	92	
5	06월 29일	65.4	21.3	90.8	
6	07월 04일	64.9	21	90.5	
7	07월 06일	64.3	20.8	90.4	
8	07월 09일	64.2	20.5	89.8	
9	07월 13일	63.8	20.6	88.2	
10	07월 16일	62.8	20.7	90.2	
11	07월 20일	62.6	19.5	87.5	
12	07월 23일	61.9	18.6	87.5	
13	07월 27일	61.2	18.1	86.5	
14	07월 30일	60.9	18	86.2	
15	08월 03일	60.2	17.2	85.2	
16	08월 06일	59.9	17.1	85.6	
17	08월 10일	59.6	16.7	84.7	
18	08월 17일	59.1	16.8	83.4	
19	08월 20일	59.4	16.2	83.8	
20	08월 24일	59.4	16.3	83.8	
21	08월 27일	58.4	16.2	82.5	
22	08월 31일	58.6	16.3	83.1	
23	09월 03일	57.9	15.6	83.2	
24	09월 07일	57.7	15.4	82.5	
25	09월 10일	57.1	14.9	82.3	
26	09월 14일	57.4	14.9	82.2	
27	09월 17일	57.3	14.7	82.1	
28	09월 21일	57.2	14	81	
29	09월 28일	57.1	15.3	81.4	
30	10월 01일	57.5	15.2	82.6	
31	10월 05일	56.4	15.2	81.6	
32	10월 19일	56.9	14.7	81.7	
33					
34					
35					
36					
최종 감소량		-12.1	-9.9	-12.1	송정한의원 02-2256-3690
최종 감소량(%)					

157

건강에 문제가 될 것으로 판단되어 내원하게 되었다. 낮과 밤이 바뀌었는데, 다이어트가 순조롭게 진행될는지 걱정이 되었던 분이다.

두 달 정도로 예정한 다이어트가 점점 길어지게 되었다. 어쩔 수 없는 모임들을 거절하지 못해서 목표 달성이 어렵게 되어 석 달 정도 다이어트를 이어 나가게 되었다. 석 달 후에 체중 69kg이 56.9kg으로 12.1kg 감소하여 50kg대 체중 감량에 성공했다. 모든 다이어트가 다 그렇지만 정말로 어렵게 목표를 달성한 분이었다. 다이어트 과정에서는 어려움이 있었으나 낮과 밤이 바뀐 것은 별 문제가 없었다. 수시로 낮과 밤이 바뀌지 않고, 바뀐 상태로 고정되었다면 다이어트에는 지장이 없다는 것을 보여 주었다.

ㄱㅇㅅ님 역시 야간에 근무하시면서 업무를 마치고 한의원을 오가면서 다이어트를 하신 분이다. 체중 67.6kg, 체지방량 24.7kg으로 결혼 전 몸무게로 돌아가고 싶어 하는 여성이었다. 천천히 다이어트를 진행해도 좋으니 반드시 50kg대로 만들어 달라는 부탁까지 하였다. 업무를 마치고 아침에 내원하면 밤새 지쳐서 치료받으면서 곯아떨어질 정도로 만성 피로에 시달리는 분이었다.

다이어트가 진행되면서 피로감이 많이 감소되고, 스스로도 컨디션이 무척 좋아졌다고 했다. 체중을 줄이면 심장 부담이 줄어들게 되어서 피로감을 전혀 느끼지 않는다고 한다. ㄱㅇㅅ님은 석 달 정도의 기간에 체중을 67.6kg에서 56.7kg으로 10.9kg 감소시켰다. 체지방량은 24.7kg에서 16kg으로 8.7kg을 감소시켜 메가 다이어트에 성공했다. 밤에 근무하지만 밤을 낮처럼 근무한 것이 10년이 넘었다고 한다. 수시로 낮과 밤이 바뀌는 직종이 아니라면 다이어트에는 지장이 없다.

ㅇㅎㅇ님은 체중 66.1kg, 체지방량 25.6kg으로 10kg은 꼭 빼야겠다고

	성명	나이/성별	신장 (cm)	체중 (kg)	체지방 (kg)	복부 둘레 (cm)	비고
	ㄱ ㅇ ㅅ	43/여	156.5	67.6	24.7	91.8	
목표							

횟수	날짜	체중 (kg)	체지방 (kg)	복부 둘레 (cm)	비고
1	06월 14일	67.6	24.7	91.8	
2	06월 20일	65.5	23.2	91.8	
3	06월 22일	65.6	23.4	92.2	
4	06월 26일	64.9	22.6	91.3	
5	06월 29일	64.1	22	90.5	
6	07월 03일	63.4	21.4	89.9	
7	07월 06일	63.2	21.3	89.9	
8	07월 10일	6.2	21.1	88.9	
9	07월 13일	62.3	20.2	88.4	
10	07월 18일	62.1	20.1	87.8	
11	07월 20일	61.9	19.9	88	
12	07월 24일	61.2	19.8	87.3	
13	07월 27일	60.8	19.4	86.8	
14	07월 31일	60.5	19.1	86.1	
15	08월 03일	60.2	18.5	86.1	
16	08월 07일	59.80	18.6	85.50	
17	08월 10일	59.70	18.3	85.00	
18	08월 17일	60.20	18.4	84.00	
19	08월 21일	59.00	17.8	84.60	
20	08월 23일	59.10	17.5	85.20	
21	08월 28일	58.60	17.1	83.60	
22	08월 31일	57.60	16.5	83.40	
23	09월 04일	57.80	17	83.60	
24	09월 07일	56.90	16.4	83.10	
25	09월 11일	57.60	16.2	82.70	
26	09월 14일	56.00	14.9	81.20	
27	09월 18일	56.10	15.8	80.70	
28	09월 21일	56.40	15.5	81.10	
29	09월 28일	57.00	15.5	81.30	
30	10월 02일	56.20	15.7	80.60	
31	10월 05일	56.70	16	81.70	
32					
33					
34					
35					
36					
최종 감소량	-10.9	-8.7	-10.1	송정한의원 02-2256-3690	
최종 감소량(%)					

메가 다이어트를 시작하신 분이다. 야간 매장에서 근무하시고 아침에 일찍 한의원을 오가면서 다이어트를 진행했다. 몸무게 10kg 감소가 목표라면 체지방은 8kg 이상을 포함해야 성공한 다이어트라고 볼 수 있다. 지방 감량에 대한 중요성을 설명하고, "지방이 빠지는 조건을 잘 지키면 성공할 수 있다."고 강조했다. 가족들이 적극적으로 협조해 주어서 다이어트 하는 데 어려운 점은 없었다. 다이어트를 하시는 분들 중에서는 가족들에게 알리지 않고 하는 경우가 간혹 있다. 특히 남편에게 비밀로 하고 다이어트를 하는 분들을 종종 목격하게 된다. 아마도 남자들은 비용을 들이면서 하는 다이어트를 이해하지 못하는 측면이 있기 때문일 것이다. 그러나 남편 모르게 다이어트를 한다면 얼마나 힘들겠는가. 가족들의 협조가 있다면 다이어트 성공률은 높아질 것이다.

ㅇㅎㅇ님은 바람대로 체중 11kg, 체지방량 8.3kg을 줄이는 데 성공했다. 낮과 밤이 바뀌어 근무하는 것은 다이어트에 지장이 없음을 입증해 주었다.

교대 근무를 하는 직종이나 의류 도매 상가 같은 야간 매장에서 일하는 사람들은 낮과 밤이 완전히 바뀌어 있다. 야간 근무하시는 분들이 다이어트를 하면 성적이 제대로 날 수 있는지가 관심사였다. 결론은 밤에 근무해도 다이어트에는 전혀 지장이 없다는 것이다. 다이어트는 결국 환경보다도 정확한 방법이 우선이라는 것이다. 지방이 잘 빠질 수 있는 조건을 맞추는 것이 다이어트 성공과 직결된다.

	성명	나이/성별	신장 (cm)	체중 (kg)	체지방 (kg)	복부 둘레 (cm)	비고
	ㅇㅎㅇ	43/여	158.8	66.1	25.6	90.2	
목표							

횟수	날짜	체중 (kg)	체지방 (kg)	복부 둘레 (cm)	비고
1	05월 28일	66.1	25.6	90.2	
2	05월 31일	63.8	24.8	90.3	
3	06월 03일	64.5	24.5	88.8	
4	06월 07일	63	23.4	87.6	
5	06월 10일	63.5	23.6	87.7	
6	06월 13일	62.7	22.9	87.1	
7	06월 17일	61.8	22.4	85.9	
8	06월 20일	61	22.1	86	
9	06월 24일	61.2	22.2	84.8	
10	06월 27일	60.2	21.3	84.6	
11	07월 01일	59.8	21.1	84.3	
12	07월 04일	59.8	21	84.3	
13	07월 08일	58.4	20.1	82.1	
14	07월 11일	58.4	19.6	82.3	
15	07월 15일	58.6	19.5	82.8	
16	07월 18일	57.7	19	81.9	
17	07월 22일	57.1	18.9	81.3	
18	07월 25일	56.9	18.1	81.3	
19	07월 29일	56.7	18.3	81.3	
20	08월 01일	56.5	18.2	81.3	
21	08월 12일	55.5	18	80.5	
22	08월 14일	55.3	18	80	
23	08월 19일	55.4	17.6	79.3	
24	08월 21일	55.6	17.4	79.5	
25	08월 27일	55.1	17.3	78.8	
26					
27					
28					
29					
30					
31					
32					
33					
34					
35					
36					
최종 감소량	-11	-8.3	-11.4	송정한의원 02-2256-3690
최종 감소량(%)				

7. 술을 마시면 다이어트 성적이 낮아진다

　술을 마시면서 다이어트에 성공할 수 있을까? 대답은 '절대 아니다' 이다. 술을 마시면서는 다이어트에 절대 성공할 수 없다. 술은 다이어트 와는 상극이라고 생각해야 된다. 술을 마시면서 다이어트를 하면 체중 은 감소될 수 있다. 중요한 것은 지방이 안 빠진다는 사실이다. 제지방 체중을 빼는 것이니까 바람직하지 않은 감량이 되는 것이다. 술을 마시 는 사람들은 그것 때문에 다이어트를 쉽게 결정하지 못한다. 다이어트 를 하더라도 술에 대한 유혹은 계속된다. 다이어트 중에 그런 유혹에 넘 어가면 다이어트 성적은 나빠지게 된다.

　ㄱㅈㅇ님은 술을 좋아하는 두주불사 형으로 맥주를 좋아한다. 앉은 자리에서 몇 천cc씩 들이키는 맹렬 여성이다. 술을 좋아해서 비만해졌 는데 술을 끊지 못한다. 다이어트를 하면서도 어쩔 수 없어서 술을 마셨 다. 한 번은 술을 마시고 왔는데, 몸무게가 무려 3kg이나 늘어 있어서 필자를 놀라게 했다.

　ㄱㅈㅇ님은 내원했을 때 체중 87.5kg, 체지방량 37.9kg로 비만 레벨 이었다. 복부 둘레 104.6㎝ 정도로 복부도 비만하였으며, 투박스런 외 모를 지니고 있었다. 쉽게 말해 날씬해지려고 다이어트를 시작한 경우 라고 할 수 있다. 스스로도 자신은 술살이라고 표현하기도 했고, 다이어

	성명	나이/성별	신장 (cm)	체중 (kg)	체지방 (kg)	복부 둘레 (cm)	비고
	ㄱㅈㅇ	27/여	170.5	87.5	37.5	104.6	
목표							

횟수	날짜	체중 (kg)	체지방 (kg)	복부 둘레 (cm)	비고
1	04월 12일	87.5	37.9	104.6	
2	04월 14일	85.9	37.7	105.5	
3	04월 17일	85.4	37.2	104	
4	04월 20일	84.6	36.6	102.2	
5	04월 24일	85.7	35.7	104.3	
6	04월 27일	83	34.6	101.3	
7	05월 01일	81.9	34	101.3	
8	05월 04일	81.2	33.4	98.8	
9	05월 08일	81.4	32.6	98.6	
10	05월 11일	80.5	32.1	97.3	
11	05월 15일	80.6	32.4	98.1	
12	05월 18일	79.1	32	96.6	
13	05월 28일	81	31.7	98.6	
14	05월 29일	79.7	31.8	96.8	
15	05월 31일	80.5	31.5	95.3	
16	06월 02일	79.6	30.9	97.9	
17	06월 05일	80.2	31.3	95.7	
18	06월 07일	79.1	31.8	95.2	
19	06월 09일	78.1	31.5	95	
20	06월 12일	77.8	29.4	93	
21	06월 14일	78.2	30.1	94.6	
22	06월 19일	77.5	29.7	92.8	
23	06월 21일	76.9	28.5	93.7	
24	06월 26일	77.4	28.9	93.6	
25	06월 28일	77	29.2	92.6	
26	06월 30일	76	29	92.6	
27	07월 03일	76.1	29	92.5	
28					
29					
30					
31					
32					
33					
34					
35					
36					
최종 감소량		-11.4	-8.5	-12.1	송정한의원 02-2256-3690
최종 감소량(%)					

트 중에도 그 유혹을 뿌리치지 못하여 다이어트를 망치기도 했다.

두 달 반 동안 노력하여 체중은 87.5kg에서 76kg으로 11.5kg을, 체지방은 37.9kg에서 29kg으로 8.5kg을 감소시켰다. 복부 둘레는 104.6cm를 92cm로 12.6cm를 줄였다. 다이어트 중간에 몇 번인가 음주로 다이어트를 포기하고 싶은 마음이 들었다고 했다.

술은 다이어트를 혼란스럽게 한다. 필자 스스로도 술을 마시면서 다이어트를 해본 적이 있다. 음식량을 조절하고 운동도 하면서 술도 마셨다. 결론은 체중은 빠지는데 체지방은 전혀 빠지지 않는다. 체지방이 빠지지 않는다면 실패한 다이어트가 아닌가. 반면에 체중은 줄고 있다면 근육과 수분과 같은 제지방을 빼고 있는 것이 아닌가. 술은 체지방은 빼지 못하고 제지방은 줄일 수 있다.

ㅇㅊㄱ님은 직장 생활에서 접대 문제로 자신이 마음대로 음주를 조절할 수가 없다. 거래처 접대 문제가 발목을 잡고 있는 경우라 할 수 있다. 두 달 동안 다이어트에 매달렸는데 유독 술자리가 많아서 다이어트에 실패한 경우이다. 두 달 동안 감소시킨 체지방량은 4kg에 불과했다. 그래도 본인은 자신이 다이어트를 그렇게 한 것에 대해서는 인정을 했다. 스스로 그 정도의 감량에도 만족해했다.

음주는 다이어트의 발목을 잡는다. 어떤 이유라도 술을 마시면 다이어트에는 많은 지장을 받지 않을 수 없다. 음주 다이어트를 주장하는 사람도 있는 모양인데 술을 마시면서 할 수 있는 다이어트는 없다. 술을 마시면서 다이어트를 한다면 저조한 성적표를 받아 들 수밖에 없을 것이다.

	성명	나이/성별	신장 (cm)	체중 (kg)	체지방 (kg)	복부 둘레 (cm)	비고
	ㅇ ㅊ ㄱ	47/남	176	84.9	20.8	93.1	
목표							

횟수	날짜	체중 (kg)	체지방 (kg)	복부 둘레 (cm)	비고
1	02월 11일	84.0	20.8	93.1	
2	02월 13일	80.2	20.5	90.4	
3	02월 19일	80.2	18.9	86.4	
4	02월 22일	79.6	18.6	86.8	
5	02월 25일	79.4	18.1	85.2	
6	02월 29일	78.6	16.6	86.2	
7	03월 03일	78.0	16.6	83.7	
8	03월 06일	78.2	17.0	85.7	
9	03월 10일	76.8	16.6	83.8	
10	03월 13일	76.2	14.6	83.5	
11	03월 17일	76.2	14.9	83.0	
12					
13					
14					
15					
16					
17					
18					
19					
20					
21					
22					
23					
24					
25					
26					
27					
28					
29					
30					
31					
32					
33					
34					
35					
36					
최종 감소량		-8.7	-5.9	-10.1	송정한의원
최종 감소량(%)					02-2256-3690

8. 연령이 높으면 감량 속도를 천천히

메가 다이어트를 할 때는 감량 속도를 개인별로 달리할 수 있다. 빠른 감량을 원하는 경우에는 집중적인 관리를 통해서 감량 속도를 높인다. 결혼을 앞두고 있다든가, 이민 수속을 하고 있어서 시간이 제한될 때 감량 속도를 늘려서 집중적으로 다이어트를 할 수 있다. 다이어트 기간을 늘리고 줄이는 것은 절제 기간과 연관이 있다. 다이어트 속도를 높이면 절제 기간이 줄어드는 장점이 있다. 집중적으로 짧은 시간에 다이어트를 끝낼 수 있다. 반면에 다이어트 속도를 천천히 가져가면 절제 기간은 상대적으로 늘어나게 된다. 두 가지 방법 모두 장단점이 있다. 어떤 방법 하나가 정답일 수는 없다. 개인의 사정과 다이어트를 대하는 마음가짐에서 결정된다.

두 달에 10% 정도의 체중 감량을 가져간다면 이상적인 다이어트라 할 수 있다. 그러나 두 달이라는 절제 기간을 생각해야 한다. 반면에 한 달에 10%를 감량한다면 절제 기간은 절반으로 줄어든다. 절제 기간이 줄어들면 중간 탈락률이 감소하게 된다. 너무 긴 다이어트 기간은 다이어트 의욕을 감소시켜서 중간 탈락률을 높인다.

50대 이상 연령층에서 시행하는 다이어트는 감량 속도를 천천히 하는 것이 좋다. 절제 기간이 오래 되더라도 크게 힘들이지 않는 다이어트

	성명	나이/성별	신장 (cm)	체중 (kg)	체지방 (kg)	복부 둘레 (cm)	비고
	ㅅㅇㅈ	63/여	145.3	70.3	31.7	104.7	
목표							

횟수	날짜	체중 (kg)	체지방 (kg)	복부 둘레 (cm)	비고
1	04월 16일	70.3	31.7	104.7	
2	04월 18일	68.2	31.1	103.6	
3	04월 22일	67.5	30.9	103.5	
4	04월 25일	67.3	29.3	102.6	
5	04월 29일	68.1	30.5	102.4	
6	05월 02일	66.8	30.1	100.5	
7	05월 06일	66.5	29.6	100.1	
8	05월 08일	66.7	29.6	101.1	
9	05월 12일	65.9	29.1	100.2	
10	05월 16일	65.8	28.9	99	
11	05월 20일	64.9	28.8	99.9	
12	05월 23일	64.5	28.3	98.9	
13	05월 27일	64.4	28	99	
14	05월 30일	64.2	27.7	98.7	
15	06월 03일	63.4	27.4	97.8	
16	06월 05일	63.2	26.7	97.1	
17	06월 10일	62.4	26.5	97.3	
18	06월 13일	62.1	26.3	97.2	
19	06월 17일	61.9	26	96.6	
20	06월 20일	61.6	25.2	96.3	
21	06월 24일	60.8	25	94.4	
22	06월 27일	60.9	24.9	94.5	
23	07월 01일	60.4	25.3	94.3	
24	07월 04일	60.1	24.8	95.2	
25	07월 08일	59.5	24.5	93.7	
26	07월 11일	59.1	24	92.7	
27	07월 15일	58.6	24	92.2	
28	07월 18일	58.5	23.9	92.2	
29	07월 22일	57.5	22.9	91.5	
30	07월 25일	57.9	22.9	92.6	
31	07월 29일	58.4	23.6	92.9	
32	08월 01일	57.8	22.4	91.8	
33					
34					
35					
36					
최종 감소량		-12.5	-9.3	-12.9	송정한의원 02-2256-3690
최종 감소량(%)					

를 선호하기 때문이다. 한두 달을 더 하더라도 힘들지 않고, 건강에 지장 없이 다이어트할 수 있는 것을 원한다. 그리고 질병 때문에 다이어트에 속도를 낼 수 없는 경우도 많다. 비만이 오래 지속되면 관절 질환을 유발하기 때문에 운동도 젊은 연령층만큼 못하게 되는 상황도 있다. 본인 스스로 천천히 가기를 원하기도 한다.

60대에 중풍을 맞고 재활 치료를 받고 있는 ㅅㅇㅈ님은 내원했을 때 체중 70.3kg, 체지방량 31.7kg에 복부 둘레 104.7㎝였다. 좌반신이 자유롭지 못해 운동도 제대로 할 수 없는 상태였고, 남편이 늘 수발을 해야 되는 상황이었다. 체중을 빼야 재활에도 도움이 된다고 해서 음식도 끊어 보고, 운동도 열심히 해보았지만 효과가 없었다고 한다. 고혈압, 당뇨병 약을 매일 복용하는 상태에서 다이어트를 시작했다.

일주일에 두 번씩 내원하였는데 정말로 열심히 메가 다이어트에 매달렸다. 석 달이 넘는 기간 동안 욕심 부리지 않고 천천히 체지방을 줄여 나갔다. 내원할 때마다 재활 치료도 병행하면서 진행했다. 한 달이 지났을 때 감소된 체지방량은 2.8kg 정도로 평균 이하 성적이었다. 몸무게는 65.8kg으로 4.5kg이 감소되었다. 이러한 성적은 천천히 다이어트를 진행했기 때문이었다. 중풍으로 재활을 하고 있는 상황을 감안하면 이 정도의 성적으로도 만족할 수 있었으며, 스스로 몸이 가벼움을 느낀다고 했다. 그래서 운동을 조금씩 늘려 갈 수 있게 되었다.

이후 두 달 반 동안 눈물겨운 다이어트를 이어 가게 되었다. 집 근처 석촌호수를 하루에 한 바퀴씩 돌면서 운동도 병행하였다. 지체가 부자유스러운 분이 하는 다이어트는 상상을 초월하는 노력이 필요하다. 더불어 병 수발을 하는 남편의 역할도 대단했다. 다이어트를 마치는 날 체중은 57.8kg으로 12.5kg이나 줄어들었다. 몸이 날아갈 정도로 가볍게

	성명	나이/성별	신장 (cm)	체중 (kg)	체지방 (kg)	복부 둘레 (cm)	비고
	ㅇ ㅊ ㅈ	62/여	158	78	33.6	108.3	
목표							

횟수	날짜	체중 (kg)	체지방 (kg)	복부 둘레 (cm)	비고
1	03월 25일	78	33.6	108.2	
2	03월 27일	76.3	33.5	106.7	
3	03월 31일	75.9	33.1	106.2	
4	04월 03일	75.1	32.4	102.7	
5	04월 07일	74.2	32.1	102.7	
6	04월 10일	73.8	31.7	102.9	
7	04월 14일	73.4	31.2	101.8	
8	04월 18일	73.4	30.2	100.8	
9	04월 21일	72.3	30.1	100.2	
10	04월 24일	72.3	29.8	101.7	
11	04월 28일	71	29	100.3	
12	05월 01일	71.5	28.8	98.8	
13	05월 06일	70.6	27.8	98.7	
14	05월 09일	70.1	27.7	98	
15	05월 13일	69.5	27.1	98.6	
16	05월 15일	69.8	27.4	97.8	
17	05월 19일	69.3	27.5	98.2	
18	05월 22일	69.2	26.6	97.3	
19	05월 26일	68.6	26.1	95.9	
20	05월 29일	68.3	26	94.7	
21	06월 02일	68.4	25.8	95.9	
22	06월 23일	67.9	25.8	94.6	
23	06월 26일	67.2	24.5	93.8	
24	06월 30일	67.8	24.6	94.9	
25	07월 04일	67.5	25	93.6	
26	07월 07일	67.7	23.8	94.1	
27	07월 09일	67	24.2	92.5	
28	07월 11일	66.1	23.8	93.1	
29	07월 14일	66.6	23.7	93.2	
30	07월 17일	66.8	23.7	92.5	
31	07월 21일	65.7	23.2	92.7	
32	07월 25일	65.4	23.2	92.6	
33	07월 28일	64.8	23.2	92.6	
34					
35					
36					
최종 감소량		-13.2	-10.4	-15.7	송정한의원 02-2256-3690
최종 감소량(%)					

느껴진다고 함박웃음을 터뜨렸다. 이 기간에 체지방은 9.3kg이 감소했으며, 복부 둘레는 12.9㎝가 줄게 되었다. 모두 석 달 반이 걸린 긴 여정이었다.

60대인 ㅇㅊㅈ님도 석 달 정도의 기간에 체중은 78kg에서 64.8kg으로 13.2kg을 감량했다. 체지방량은 33.6kg에서 23.2kg으로 10.4kg이나 줄여서, 복부 둘레가 15.7㎝가 감소하게 되었다. 석 달 동안 천천히 체지방을 10.4kg 정도를 줄여서 몸무게가 13.2kg이 줄게 된 것이다. 지방 감량에 성공해서 복부 사이즈 역시 감소하게 된 것이다. 메가 다이어트는 이처럼 지방 감량을 우선시한다. 지방이 줄게 되면 몸무게는 저절로 맞추어지게 된다.

50대인 ㄱㅈㅎ 님과 ㅇㅇㅅ 님도 천천히 다이어트를 진행하여 체지방량 10.5kg과 9.4kg을 감소한 케이스라고 할 수 있다. ㄱㅈㅎ 님은 의류 상가를 운영하시는 분인데, 식사가 불규칙하고 폭식하는 성향이 있다. 일을 마치고 퇴근해서 식사를 하고 바로 자 버리는 생활을 하다 보니 60kg 정도였던 체중이 70kg을 넘어서서 내원하게 되었다.

젊은 사람들처럼 자신은 갑자기 많은 체중을 감량하고 싶지 않다고 해서 다이어트를 천천히 진행했다. 10월에 다이어트를 시작해서 해를 넘겨 다음해 1월말에 종료되었다. 이 기간 동안 체중 12.2kg, 체지방 10.5kg을 감량하게 되었다. 4개월 정도의 기간에 받아 든 성적표인데 본인은 만족하였다.

ㅇㅇㅅ 님은 많은 식구를 부양하는 주부인데, 우리 한의원에서 다이어트에 성공한 따님의 권유로 내원하게 되었다. 따님이 다이어트를 하는 동안 따님의 식단을 준비해 주셨기 때문에 어느 정도로 감량이 진행되는지를 잘 알고 있었다. 자신은 따님처럼 단기간에 많은 감량 욕심은

	성명	나이/성별	신장 (cm)	체중 (kg)	체지방 (kg)	복부 둘레 (cm)	비고
	ㄱ ㅈ ㅎ	51/여	154	70.9	29.0	98.4	
목표							

횟수	날짜	체중 (kg)	체지방 (kg)	복부 둘레 (cm)	비고
1	10월 02일	70.9	29	98.4	
2	10월 05일	67.2	27.2	95.7	
3	10월 09일	69	27.5	97.8	
4	10월 12일	66.8	26.7	95.9	
5	10월 16일	67.3	26.7	96	
6	10월 19일	66.9	26.2	95.7	
7	10월 23일	66.3	25.9	93.7	
8	10월 26일	65.8	24.9	94.3	
9	10월 30일	66.2	25.9	94	
10	11월 02일	65	24.9	93.8	
11	11월 06일	64.2	24.6	92.8	
12	11월 09일	64.3	23.6	91.6	
13	11월 13일	63.6	23.6	91.6	
14	11월 16일	63.4	23.4	91.6	
15	11월 20일	63.2	22.9	91.5	
16	11월 23일	63.3	22.8	91.2	
17	11월 27일	62.8	21.7	90.7	
18	11월 30일	62.4	21	90.3	
19	12월 04일	61.8	20.5	89.9	
20	12월 07일	61.5	20.6	88.6	
21	12월 12일	61.8	19.9	88.2	
22	12월 14일	61.3	20.5	89.6	
23	12월 18일	60.3	19.9	87.7	
24	12월 21일	60.4	19.3	88	
25	12월 24일	60.2	19.6	88.1	
26	12월 28일	59.9	19.6	86.8	
27	01월 03일	59.3	18.8	87.1	
28	01월 08일	58.6	18.7	85.7	
29	01월 25일	58.2	17.7	85.7	
30	01월 30일	58.7	18.5	86.5	
31					
32					
33					
34					
35					
36					
최종 감소량		-12.2	-10.5	-11.9	송정한의원 02-2256-3690
최종 감소량(%)					

없다고 강조했다. 몇 달 더 걸리더라도 천천히 진행하자고 해서 기간에 구애받지 않고 두 자릿수 체중에 도전하게 되었다. 이분은 결국 석 달 반 정도 기간에 체중 11.2kg, 체지방 9.4kg의 감량에 성공했다.

따님은 한 달 조금 넘는 기간에 달성한 목표를 무려 석 달이 넘게 걸려 달성한 것이다. 50대가 넘는 연령이라면 기간을 길게 가져가는 것이 다이어트를 편하게 할 수 있다. 10kg 이상을 감량하는 일이니까 생각해 보면 그리 긴 기간도 아니다.

메가 다이어트는 체지방을 8kg 이상 줄였다면 성공한 다이어트로 간주한다. 두 자릿수 체중 감소보다도 체지방 8kg 이상을 줄이는 것이 더 중요하다. 어떤 분은 한 달 만에 목표를 달성하지만, 석 달이 넘게 걸리는 분도 있다.

연령이 높다면 더욱 천천히 진행하는 것이 좋다. 그러면 다이어트로 인한 스트레스가 안 생긴다. 감량 속도가 느리더라도 자신은 만족하게 된다. 다이어트는 빨리 가려는 조급한 마음을 버려야 한다. 느림의 미학이란 이럴 때 해당되는 명언인 것 같다.

	성명	나이/성별	신장 (cm)	체중 (kg)	체지방 (kg)	복부 둘레 (cm)	비고
	ㅇ ㅇ ㅅ	53/여	148	69	28.2	98.6	
목표							

횟수	날짜	체중 (kg)	체지방 (kg)	복부 둘레 (cm)	비고
1	06월 18일	69.0	28.2	98.6	
2	06월 20일	67.4	28.5	96.4	
3	06월 23일	66.5	27.9	97.3	
4	06월 26일	66.5	27.2	96.1	
5	06월 30일	65.9	26.5	96.1	
6	07월 03일	66.3	27.0	96.5	
7	07월 08일	66.1	26.0	95.8	
8	07월 10일	65.5	25.5	95.0	
9	07월 14일	64.8	25.2	94.0	
10	07월 17일	63.7	24.1	93.3	
11	07월 21일	63.7	24.7	93.3	
12	07월 24일	63.0	23.7	92.3	
13	07월 28일	62.4	23.7	91.2	
14	07월 31일	62.4	22.8	92.0	
15	08월 07일	62.1	22.6	91.1	
16	08월 11일	61.5	22.3	91.0	
17	08월 14일	62.0	22.3	90.8	
18	08월 18일	61.3	21.8	90.5	
19	08월 21일	60.8	21.7	89.3	
20	08월 25일	59.9	21.3	88.5	
21	08월 28일	59.9	21.1	88.7	
22	08월 29일	59.9	21.1	88.7	
23	09월 02일	59.4	21.0	87.7	
24	09월 05일	58.6	20.7	87.1	
25	09월 08일	59.3	20.5	87.7	
26	09월 11일	58.5	19.4	86.3	
27	09월 18일	59.1	20.1	87.8	
28	09월 22일	58.2	19.3	86.5	
29	09월 25일	58.3	19.1	85.7	
30	09월 29일	57.6	18.8	86.0	
31	10월 02일	57.8	18.6	86.2	
32	10월 06일	57.8	18.8	85.4	
33					
34					
35					
36					
최종 감소량		-11.2	-9.4	-13.2	송정한의원 02-2256-3690
최종 감소량(%)					

173

9. 체지방 20kg을 감량하는 것은 대단한 노력

ㄱㅇㅁ님은 고등학교 때부터 입시 스트레스로 비만해졌다고 한다. 폭식할 때가 많았으며, 스트레스를 받으면 음식을 마구 먹는 것으로 해소했다. 90kg가 넘게 되니까 복부에 튼 살도 나타나고, 외형적인 콤플렉스가 심해 메가 다이어트를 시작하게 되었다.

처음에 내원했을 때는 체중 92kg, 체지방 46.9kg의 고도 비만 레벨로 복부 둘레는 무려 119.9㎝이니 콤플렉스를 느낄 만했다. 미인형 얼굴인데 비만하였기 때문에 부어 있는 듯한 풍만감을 주는 형이었다. 운동하기 싫어하고 하루 종일 집에만 있는 전형적인 태음인형으로 판단되었다.

첫 달에 성실한 노력으로 체중은 7.7kg, 체지방은 6.9kg을 줄이며 다이어트를 이어 가게 되었다. 재수를 하는 형편이었기 때문에 일주일에 두 번씩 내원하는 것이 어려워 일주일에 한 번 나오기도 하면서 꾸준히 다이어트를 이어 갔다. 다섯 달 간의 길고 긴 다이어트가 끝났을 때는 체중이 68.1kg이 되어 있었다. 이 기간에 체지방은 26.6kg이 되어 무려 20.3kg이 줄어 있었다. 체지방 감소로 복부 둘레는 28.2㎝ 정도가 줄게 되었다.

체지방을 20kg씩 줄인다는 것은 아무나 할 수 없다. 정신적인 무장과 더불어 끈질긴 노력만이 그러한 결실을 맺게 된다.

	성명	나이/성별	신장 (cm)	체중 (kg)	체지방 (kg)	복부 둘레 (cm)	비고
	ㄱㅇㅁ	19/여	159.5	92.9	46.9	119.9	
목표							

횟수	날짜	체중 (kg)	체지방 (kg)	복부 둘레 (cm)	비고
1	05월 06일	92.9	46.9	119.9	
2	05월 08일	91.8	45.5	119	
3	05월 10일	90.5	45.8	117.3	
4	05월 14일	90	44.1	117.3	
5	05월 17일	89	44.3	115.6	
6	05월 21일	88.5	42.4	115.2	
7	05월 24일	87.3	42.2	113.7	
8	05월 28일	86	41.3	112.2	
9	06월 05일	85.2	40.4	111.2	
10	06월 07일	85.2	40	111	
11	06월 11일	83.8	39.4	108.7	
12	06월 14일	82.5	38.9	107.8	
13	06월 17일	82.4	37.7	107.1	
14	06월 24일	81.4	37.2	106.5	
15	06월 28일	81.2	36.7	106.2	
16	07월 01일	79.6	36.7	104	
17	07월 05일	79.6	35.7	104.9	
18	07월 08일	79.3	35.2	104.4	
19	07월 12일	78.9	35.5	102.7	
20	07월 16일	77.9	34.4	101	
21	07월 19일	77.7	34	102.1	
22	07월 23일	77.4	33.1	103	
23	07월 26일	76.1	33.5	100.7	
24	08월 02일	75.5	31.8	100.3	
25	08월 07일	74.7	32	98.6	
26	08월 13일	73.4	30.9	97.2	
27	08월 20일	73.5	30.2	99.1	
28	08월 30일	72	29.3	96	
29	09월 03일	72.1	29.7	96.4	
30	09월 06일	70.7	29.4	93.9	
31	09월 11일	70.8	28.5	93.9	
32	09월 17일	69.4	28.6	92.6	
33	09월 25일	69.7	27.1	93.4	
34	09월 27일	69.5	27.3	93.5	
35	10월 11일	68.1	26.6	91.7	
36					
최종 감소량		-24.8	-20.3	-28.2	송정한의원 02-2256-3690
최종 감소량(%)					

10. 체지방 20㎏ 감량하는 데 넉 달

다이어트 과정이란 생각보다 험난하다. 지방만 선별적으로 감량한다는 것이 말처럼 쉽지 않기 때문이다. 지방만 20㎏을 감량하는 과정을 보면서 다이어트는 마음잡고 하지 않는다면 성공하기 어렵다는 생각을 다시금 하게 되었다.

ㅎㅇㅇ님은 출산 후에 비만하게 되어 여러 번 다이어트를 시도해 보았다. 반복된 요요 현상으로 몸무게가 100㎏이 넘은 상태로 내원하게 되었다. 피자나 통닭 같은 기름진 음식을 좋아하며, 가족들과 외식도 즐기는 식생활을 하고 있었다. 100.4㎏의 체중에 체지방량은 42.1㎏으로 고도 비만에 속하는 레벨이었다. 복부 둘레는 116.4㎝ 정도가 되니까 외형적인 모습도 비만할 수밖에 없는 체형이었다.

일주일에 두 번씩 한의원을 오가면서 긴 여정이 시작되었다. 간식과 야식을 절대 금지하며, 충분한 물을 마시게 했다. 복부 둘레를 줄이기 위해서 전침 요법도 시행하고, 운동도 꾸준히 하도록 관리를 했다. 한 달 경과에서 체중은 89.1㎏으로 11.3㎏, 체지방은 35.4㎏으로 6.7㎏이 감소되었다. 넉 달이 넘는 노력 끝에 체중은 73.7㎏으로 26.7㎏, 체지방량 21.8㎏으로 20.3㎏이 빠진 것이다. 그리고 복부 둘레는 27.9㎝가 감소된 성적을 받아 들게 되었다.

	성명	나이/성별	신장 (cm)	체중 (kg)	체지방 (kg)	복부 둘레 (cm)	비고
	ㅎ ○ ○	32/여	169	100.4	42.1	116.4	
목표							

횟수	날짜	체중 (kg)	체지방 (kg)	복부 둘레 (cm)	비고
1	06월 13일	100.4	42.1	116.4	
2	06월 16일	98.4	41.9	115.5	
3	06월 19일	96.9	40.6	112.8	
4	06월 24일	95.7	39.7	111.1	
5	06월 26일	94.7	38.8	110.2	
6	07월 01일	93	37.8	107.5	
7	07월 03일	92.9	36.2	108.4	
8	07월 08일	90.8	36.5	105.8	
9	07월 10일	90.3	36	104.5	
10	07월 15일	89.1	35.4	103.2	
11	07월 18일	89.4	35	103.4	
12	07월 22일	87.1	33.9	103	
13	07월 24일	87	33.5	102.3	
14	08월 07일	83.1	30.9	97.3	
15	08월 13일	81.9	30.4	96.8	
16	08월 19일	81.6	29	96.5	
17	08월 21일	81.5	28.6	96.5	
18	08월 23일	81.8	29	94.4	
19	08월 26일	80.1	27.9	93	
20	08월 28일	79.8	27.8	92.5	
21	09월 02일	79.2	27.1	92.4	
22	09월 04일	78.6	25.9	91.3	
23	09월 09일	77.7	26.1	91.3	
24	09월 11일	77.3	25.3	90.8	
25	09월 16일	76.8	24.8	91.2	
26	09월 18일	77	25.2	90.6	
27	09월 23일	75.6	24.6	89.3	
28	09월 25일	75.6	24	88	
29	09월 30일	75	24.3	88.9	
30	10월 02일	74.9	23.8	88	
31	10월 07일	74.1	23	87.8	
32	10월 09일	74	22.9	86.7	
33	10월 14일	73.4	23	87.6	
34	10월 16일	73.9	22.2	87.5	
35	10월 21일	74.1	22.7	86.7	
36	10월 23일	73.7	21.8	88.5	
최종 감소량		-26.7	-20.3	-27.9	송정한의원 02-2256-3690
최종 감소량(%)					

177

11. 3대가 함께 한 메가 다이어트

ㅎㅎㅅ님은 70대인데 과거 스포츠맨으로 활약하였고 지금은 모 스포츠 단체의 명예 회장을 맡고 있다. 사람들을 만나는 모임도 많고 식도락을 즐기는 편이다. 내원했을 때 체중은 81.1kg, 체지방량과 복부 둘레는 각각 30.3kg, 101.4cm였다. 운동도 열심히 하는데도 음식 조절이 잘되지 않아 비만한 케이스라고 볼 수 있다.

이분은 남자와 다를 바 없는 화통한 성격으로 전형적인 태음인형으로 판단된다. 보통 나이가 들면 '그 나이에 무슨 다이어트를 하느냐'는 생각을 한다. 그러나 나이가 들수록 건강 때문에 다이어트가 젊을 때보다도 더 절실한 경우가 많다. 다만 인식이 그렇지 않기 때문에 나이 들어 다이어트를 한다고 하면 주위의 비아냥거림이 간혹 있을 수 있다. 그러나 다이어트는 주변의 시선과 관계없이 나의 길을 가는 것이다.

한 달 만에 체중 8.4kg, 체지방량 6.4kg이 감소되었다. 하루에 감소되는 지방량은 100~200g인데 이 정도의 성적은 하루에 200g이 넘는 속도로 감량한 것이다. 70대 연령이지만 사회 활동이 활발하고, 사이클을 그 연령에도 선수처럼 즐기는 것이 다이어트에 많은 도움을 주었다. 두 달 동안 체지방을 11.2kg 감소시키고, 복부 둘레를 12.4cm 줄였다.

다이어트를 하는 중에 자신이 성공하면, "딸과 손녀도 다이어트를

	성명	나이/성별	신장 (cm)	체중 (kg)	체지방 (kg)	복부 둘레 (cm)	비고
	ㅎㅎㅅ	70/여	160	81.1	30.3	101.4	
목표							

횟수	날짜	체중 (kg)	체지방 (kg)	복부 둘레 (cm)	비고
1	05월 12일	81.1	30.3	101.4	
2	05월 18일	77.2	28.2	100.8	
3	05월 21일	76.5	27.3	99.2	
4	05월 25일	75.9	26.6	97.7	
5	05월 28일	75.6	26.0	96.8	
6	06월 01일	74.7	25.1	96.3	
7	06월 04일	74.3	25.4	94.8	
8	06월 08일	74.1	24.8	95.5	
9	06월 11일	72.7	24.8	94.2	
10	06월 15일	72.8	23.9	94.4	
11	06월 18일	72.7	23.4	94.1	
12	06월 22일	72.0	22.8	93.9	
13	06월 25일	72.2	22.8	93.2	
14	06월 29일	71.7	22.2	91.6	
15	07월 03일	70.5	21.2	91.5	
16	07월 06일	69.8	21.5	90.9	
17	07월 10일	69.2	19.6	90.6	
18	07월 17일	69.3	19.8	88.8	
19	07월 30일	68.8	19.2	88.5	
20	08월 07일	69.1	19.1	89.0	
21					
22					
23					
24					
25					
26					
27					
28					
29					
30					
31					
32					
33					
34					
35					
36					
최종 감소량		-12	-11.2	-12.4	송정한의원 02-2256-3690
최종 감소량(%)					

179

시켜야 된다."고 입버릇처럼 말했다. 자신이 메가 다이어트에 성공한 후 약속대로 딸과 손녀가 동시에 다이어트를 시작하게 되었다. 그래서 3대 모두 다이어트를 하게 된 진풍경이 벌어지게 되었다. 따님과 손녀 역시 메가 다이어트를 성공해서 3대가 모두 성공하게 된 기록을 세우게 된다.

따님이신 ㄱㅇㅎ님은 43세로 체중 98.1kg에 체지방량이 39kg이나 되는 고도 비만 레벨이었다. 세 자릿수 체중에 육박하는 고도 비만은 심폐 기능에 많은 부담을 주기 때문에 걷는 것도 숨차게 느껴질 때가 많다. 그 때문에 운동을 하는 데 힘이 든다. 땀도 많이 흘리게 되고, 소변 장애도 올 수 있다. 여성인 경우 고도 비만에서 월경이 불규칙하거나 무월경이 되는 경우도 흔하다. 대부분 복부 비만이 동반되기 때문에 대사 증후군에 시달리는 분들이 많다.

ㄱㅇㅎ 님은 40대 연령층이기 때문에 아직 대사 증후군이 시작되지는 않은 상황이었다. 그러나 고도 비만의 정도가 심해지게 되면 고혈압과 당뇨병과 같은 질환들이 시작된다. 이럴 때 메가 다이어트로 대량 감량을 해주면 그러한 위험을 많이 낮출 수 있다.

어머니의 성공에 고무가 된 듯 성실한 자세로 다이어트에 임하여 두 달 정도의 기간 동안 열심히 노력하였다. 한 달 만에 체중 11kg, 체지방 8.3kg을 감량했다. 한 달 만에 메가 다이어트를 성공시킨 케이스라고 할 수 있다.

그 다음 달에도 열심히 노력해서 체중은 17kg, 체지방은 11.9kg, 복부 둘레는 19.7㎝가 감소된 성적표를 받아 들게 되었다. 힘은 들었지만 두 달간 이루어 낸 성과에 만족해하면서 다음번엔 70kg대 체중에 도전하기로 했다.

	성명	나이/성별	신장 (cm)	체중 (kg)	체지방 (kg)	복부 둘레 (cm)	비고
	ㄱ ㅇ ㅎ	43/여	166	98.1	39.6	116.3	
목표							

횟수	날짜	체중 (kg)	체지방 (kg)	복부 둘레 (cm)	비고
1	06월 25일	98.1	39.6	116.3	
2	06월 29일	94.4	39.3	113.7	
3	07월 03일	92.6	37.5	112.2	
4	07월 06일	90.9	36.1	109.7	
5	07월 10일	90.6	35.4	109.6	
6	07월 14일	89.3	35.1	107.4	
7	07월 17일	89	33.9	105.7	
8	07월 20일	88.5	33.6	105.8	
9	07월 24일	87.2	31.3	105	
10	07월 27일	86.3	32	103.7	
11	07월 30일	85.9	31.2	103.2	
12	08월 03일	84.7	30.4	102.4	
13	08월 07일	84.4	28.4	100.6	
14	08월 10일	83.1	27.9	100.5	
15	08월 20일	82.5	28	97.9	
16	08월 24일	81.1	27.7	96.6	
17					
18					
19					
20					
21					
22					
23					
24					
25					
26					
27					
28					
29					
30					
31					
32					
33					
34					
35					
36					
최종 감소량(kg)		-17	-11.9	-19.7	송정한의원 02-2256-3690
최종 감소량(%)					

손녀인 ㅈㅈㅇ 님은 20세로 79kg의 체중에 체지방은 33.9kg 정도 되는 비만 여성이었다. 얼굴이 남달리 크게 보여서 얼굴 축소 수술까지도 생각하고 있었다. 메가 다이어트로 많은 양의 체중을 줄이면 얼굴도 대부분 축소된다. 다이어트에 성공한 대부분의 사람들은 축소된 얼굴에 매우 만족해한다.

ㅈㅈㅇ 님 역시 두 달 동안 열심히 다이어트에 매달린 끝에 체중 13.7 kg, 체지방량 9.8kg, 복부 둘레 14.8㎝가 각각 줄게 되었다. 무엇보다도 얼굴이 작아졌다고 기뻐했다. 20대 초반의 여성이니까 미용적인 면에 관심이 클 수밖에 없었을 것이다.

비만은 외적인 아름다움에도 심대한 영향을 끼쳐서 몸매 라인을 망친다. 젊은 여성이 다이어트를 하는 것은 미용적인 목적이 대부분이다. 건강 문제보다도 우선하는 것 같다. 다이어트에 성공하면 미용적인 측면과 건강 문제가 모두 해결되는 것이다.

어머니와 딸과 함께 와서 다이어트를 하는 경우는 흔하다. 친구와 함께 하는 경우도 간혹 있다. 그러나 3대에 걸쳐서 다이어트 성공을 이루어 내는 것은 드물다. 3대가 함께 한 다이어트를 보고 메가 다이어트는 사람들에게 사랑받는 다이어트로 자리 잡을 수 있으리라는 생각을 하게 되었다.

많은 다이어트 방법 중에서 이처럼 확실하게 지방을 선별적으로 빼주는 방법은 없다고 자부하기 때문이다. 3대가 함께 한 다이어트는 평생 잊지 못할 기억으로 남게 될 것 같다.

	성명	나이/성별	신장 (cm)	체중 (kg)	체지방 (kg)	복부 둘레 (cm)	비고
	ㅈㅈㅇ	20/여	160	79	33.9	104.4	
목표							

횟수	날짜	체중 (kg)	체지방 (kg)	복부 둘레 (cm)	비고
1	06월 25일	79.0	33.9	104.4	
2	06월 29일	76.7	33.2	102.9	
3	07월 03일	75.9	32.3	102.3	
4	07월 06일	75.0	31.9	100.7	
5	07월 10일	74.0	30.9	100.5	
6	07월 14일	73.4	30.6	99.6	
7	07월 17일	72.5	29.8	97.5	
8	07월 20일	72.0	29.2	96.8	
9	07월 24일	70.8	28.4	94.9	
10	07월 27일	70.3	28.0	94.4	
11	07월 30일	70.0	27.6	94.9	
12	08월 03일	69.1	26.9	93.4	
13	08월 07일	67.8	26.0	92.0	
14	08월 10일	67.4	25.5	91.5	
15	08월 20일	65.3	24.1	89.6	
16					
17					
18					
19					
20					
21					
22					
23					
24					
25					
26					
27					
28					
29					
30					
31					
32					
33					
34					
35					
36					
최종 감소량		-13.7	-9.8	-14.8	송정한의원 02-2256-3690
최종 감소량(%)					

12. 100kg이 넘는 다이어트

100kg이 넘는 거구인 남성은 체지방률이 40%가 넘는 고도 비만이 많다. 복부 둘레도 120㎝ 넘는 복부 비만이 대부분이다. 이 정도 비만이면 호흡은 가쁘고, 심장에 대한 부담은 점점 커지게 된다. 그러나 정작 본인들은 천하태평으로 지낸다.

ㄱㄱㅈ님은 엄마 손에 이끌려서 한의원에 오게 되었다. 본인은 다이어트를 할 의사가 없는데, 엄마가 보다 못해서 끌고 온 것이다. 내원했을 때 체중은 131.7kg, 체지방은 49.5kg으로 고도 비만이었다.

자신의 다이어트 의지가 적다 보니 성적이 지지부진할 수밖에 없었다. 석 달 동안 체중은 15.3kg, 체지방량은 9.8kg 정도가 감소되었다. 전혀 안 빠진 것은 아니지만 부진한 성적을 기록한 채로 중단하게 되었다. 그리고 두 달 정도 지난 후에 어머니한테 다시 전화가 왔다. 다시 보낼 테니까 잘 부탁한다는 전화였다. 그 후에 진행된 보름 정도도 하는 둥 마는 둥으로 일관했다. 그러다가 결국 다이어트를 중단해 버렸다.

옆에서 보는 사람도 속이 터지는데 엄마는 얼마나 애를 태웠겠는가? 하지만 비만한 사람들은 태평하다. 그렇기 때문에 살이 찐다고 말할 수 있다. 다이어트를 해야 될 정도인 고도 비만이라 해도 스스로의 의지가 없으면 아무것도 안 된다. 말을 강가에까지 끌고 갈 수는 있으나, 물은

	성명	나이/성별	신장 (cm)	체중 (kg)	체지방 (kg)	복부 둘레 (cm)	비고
	ㄱ ㄱ ㅈ	28/남	190	131.7	49.5	126.9	
목표							

횟수	날짜	체중 (kg)	체지방 (kg)	복부 둘레 (cm)	비고
1	07월 29일	131.7	49.5	126.9	
2	07월 31일	129.8	48.5	125.4	
3	08월 03일	126.7	48.8	126.2	
4	08월 06일	126	47.8	126	
5	08월 10일	125.6	47	124.6	
6	08월 21일	121.6	46.1	122.1	
7	08월 25일	121.5	44.1	119.2	
8	08월 28일	120.8	43.6	119.9	
9	09월 05일	121.4	42.8	118.6	
10	09월 24일	120.9	41.2	117.8	
11	09월 29일	116.8	40.4	112.6	
12	10월 08일	117.1	40.9	115.4	
13	10월 13일	116.3	40.5	111.5	
14	10월 15일	116.3	39.7	115	
15	12월02일	118.2	38.2	114.3	
16	12월5일	117.00	40	115.90	
17	12월09일	112.10	37.9	110.50	
18	12월15일	114.20	38.1	114.00	
19	12월18일	112.80	39	111.70	
20					
21					
22					
23					
24					
25					
26					
27					
28					
29					
30					
31					
32					
33					
34					
35					
36					
최종 감소량		-18.9	-10.5	-15.2	송정한의원 02-2256-3690
최종 감소량(%)					

스스로 먹지 않는다면 강제로 마시게 할 수 없다.

사실 고도 비만자들은 다이어트가 필요한데도 본인들은 정작 그렇게 생각하지 않는다. 그냥 그렇게 살아가는 사람도 많다. 주변에서 아무리 설득해도 요지부동이다. 다이어트란 본인의 의지가 가장 중요하다. 살을 왜 빼야 하는가 하는 동기 부여가 있어야만 가능하다. 그래서 다이어트는 본인 스스로의 노력이 없다면 어느 누구도 대신해 줄 수 없는 것이다.

ㅇㅅㅎ님은 가족이 이민 가기로 결정되어서 그 전에 살을 빼야 된다고 해서 내원한 경우다. 고등학교 시절에 입시에 시달리면서 비만하게 되었고, 그 후 다이어트를 여러 번 했으나 실패했던 경력이 있다. 새로운 출발을 앞두고 다이어트에 대한 각오가 대단했다. 이민 가기 전까지 남아 있는 시간 동안 집중 관리로 일주일에 세 번씩 내원하면서 다이어트를 했다.

내원했을 때 체중이 118.3kg, 체지방량이 36.4kg으로 비만 레벨이었다. 복부 둘레는 120.7㎝ 정도로 100kg이 넘는 체구로서는 심한 편은 아니었다. 남아 있는 시간은 한 달 보름여. 열심히 노력한 끝에 체중 16.8kg, 체지방량 9.4kg을 줄이는 데 성공했다. 이 기간에 복부 둘레는 18.3㎝가 감소했다. 두 자릿수 체중으로 만들지는 못했지만 그 정도 감량에 만족했다. 그리고 나머지는 그곳에 가서 계속 감량할 예정으로 다이어트를 마쳤다.

세 자릿수 체중으로 살아가는 사람들은 다이어트가 반드시 필요하지만 사람에 따라서 다이어트를 받아들이지 못하기도 한다. 다이어트는 본인 스스로의 의지가 가장 중요하다.

	성명	나이/성별	신장 (cm)	체중 (kg)	체지방 (kg)	복부 둘레 (cm)	비고
	ㅇ ㅅ ㅎ	19/남	185	118.3	36.4	120.7	
목표							

횟수	날짜	체중 (kg)	체지방 (kg)	복부 둘레 (cm)	비고
1	06월 22일	118.3	36.4	120.7	
2	06월 23일	116.7	34.9	119.5	
3	06월 25일	114.2	34.1	116.5	
4	06월 29일	115.1	32.4	115.2	
5	07월 01일	113.0	33.1	115.5	
6	07월 03일	111.8	32.7	112.9	
7	07월 06일	111.4	31.9	111.6	
8	07월 08일	110.3	30.3	111.6	
9	07월 10일	109.6	30.1	110.5	
10	07월 14일	109.0	29.1	109.8	
11	07월 15일	108.8	29.0	110.3	
12	07월 16일	107.6	30.0	108.9	
13	07월 18일	106.8	29.2	110.6	
14	07월 20일	106.6	27.9	107.8	
15	07월 23일	105.1	27.2	105.7	
16	07월 28일	104.9	27.0	106.5	
17	08월 01일	103.8	27.7	104.8	
18	08월 03일	102.4	27.6	102.9	
19	08월 05일	102.3	27.3	103.2	
20	08월 08일	101.5	27.0	102.4	
21					
22					
23					
24					
25					
26					
27					
28					
29					
30					
31					
32					
33					
34					
35					
36					
최종 감소량		-16.8	-9.4	-18.3	송정한의원 02-2256-3690
최종 감소량(%)					

13. 복부 둘레를 20㎝ 이상 줄이면 외모가 바뀐다

비만하게 되면 얼굴도 부풀어 올라 얼굴이 풍만하게 보인다. 이러한 자신의 얼굴에 콤플렉스를 가질 수 있으며, 심하면 사람들 앞에 나서는 것을 두려워하게 된다. 다이어트에 성공을 한 사람들은 '얼굴을 고쳤느냐?' 는 질문을 많이 받는다. 얼굴 축소 성형을 하지 않아도 다이어트에 성공하면 그만큼 얼굴이 작아 보이기 때문이다.

ㅂㅅㅇ님은 얼굴에 콤플렉스를 갖고 있었는데, 비만 치료 후에 오는 얼굴 축소 효과로 만족한 케이스이다. 체중 85.9㎏, 체지방량 39.5㎏에 복부 둘레가 무려 113.4㎝로 복부 비만이 심한 경우였다. 넉 달 넘는 고행 끝에 체중은 68.2㎏으로 17.7㎏, 체지방은 25.8㎏으로 13.7㎏이 감소되었다. 다이어트 후에 복부 둘레는 무려 21.7㎝가 감소하였다.

체지방을 포함한 체중의 감소보다도 복부 둘레가 더 많이 감소된 특징이 있었다. 특히 다이어트 후에는 얼굴이 축소되어서 많이 흡족해 했다. 얼굴이 축소되는 현상은 지방을 대량으로 감량하기 때문일 것이다. 10㎏이 넘는 지방이 빠지게 되면 얼굴에도 영향을 미칠 수 있다.

	성명	나이/성별	신장 (cm)	체중 (kg)	체지방 (kg)	복부 둘레 (cm)	비고
	ㅂㅅㅇ	36/여	158.8	85.9	39.50	113.4	
목표				60			

횟수	날짜	체중 (kg)	체지방 (kg)	복부 둘레 (cm)	비고
1	11월 04일	85.9	39.5	113.4	
2	11월 06일	84.3	39.2	112.4	
3	11월 10일	83.1	38.7	110.9	
4	11월 13일	82.2	37.8	109.3	
5	11월 17일	81.1	37.2	108.1	
6	11월 20일	80.3	36.4	107	
7	11월 24일	79.3	34.7	106.1	
8	11월 27일	78.4	33.7	105.8	
9	12월 01일	77.7	34.6	104.7	
10	12월 04일	78.2	34.5	104.6	
11	12월 08일	76.5	33.1	103.3	
12	12월 11일	75.9	33.1	102.1	
13	12월 15일	75.3	32.6	100.7	
14	12월 18일	74.3	31.4	100.3	
15	12월 22일	74	31.6	100.2	
16	12월 26일	72.90	29.9	99.90	
17	12월 30일	73.60	30.5	99.50	
18	01월 02일	72.60	29.8	98.00	
19	01월 06일	71.40	29	96.80	
20	01월 09일	71.40	29.7	96.70	
21	01월 12일	71.00	28.7	95.90	
22	01월 15일	70.30	27.9	94.70	
23	01월 19일	69.30	26.5	94.80	
24	01월 22일	69.60	26.9	93.70	
25	01월 28일	69.40	27.3	95.30	
26	01월 30일	69.30	27	93.80	
27	02월 03일	69.40	27.9	94.10	
28	02월 05일	68.90	26.2	93.00	
29	02월 09일	68.90	27	92.70	
30	02월 13일	67.10	25.6	91.40	
31	02월 16일	68.20	25.8	91.70	
32					
33					
34					
35					
36					
최종 감소량		-17.7	-13.7	-21.7	송정한의원 02-2256-3690
최종 감소량(%)					

189

14. 혼자서는 실패했지만 메가 다이어트로 성공

ㅅㅅㄹ님은 집안 형제자매들 중에서 혼자 비만한 것에 대한 콤플렉스 때문에 다이어트를 시작하게 되었다. 집안 행사가 있을 때마다 스트레스를 받게 되어서 이런저런 방법의 다이어트를 많이 해보았다고 한다. 아무래도 전문가의 도움을 받아야 될 것 같아서 내원하게 되었다. 신장이 157㎝, 체중이 76.5㎏, 체지방량이 30.5㎏, 복부 둘레 101.2㎝에서 출발하였다.

정신적인 각오가 대단하여 첫날부터 의욕이 넘쳐 났다. 운동도 스스로 하고 식단도 잘 지키는 모범생으로 다이어트 항해가 순조로웠다. 여러 번의 다이어트 실패가 이번만은 실패할 수 없다는 정신력을 가져온 것 같다. 다이어트는 지방이 빠지는 조건을 만들어 주는 것이 가장 중요하다. 메가 다이어트는 그런 조건을 만들어 주는 것이다.

넉 달 정도의 노력 끝에 체중이 56.8㎏으로 19.7㎏을 뺐다. 체지방은 15.5㎏으로 15㎏을 줄이게 되어 다이어트에 성공하였다. 복부 둘레는 무려 24.8㎝를 줄여, 입던 옷들은 다 못 입는 상황이 발생하게 되었다. "다이어트를 마치고 남편에게 새로운 옷을 사기 위해 돈을 요구할 때처럼 기분 좋은 일이 없다."고 하면서 함박웃음을 터뜨렸다.

	성명	나이/성별	신장 (cm)	체중 (kg)	체지방 (kg)	복부 둘레 (cm)	비고
	ㅅ ㅅ ㄹ	52/여	157	76.5	30.5	101.2	
목표							

횟수	날짜	체중 (kg)	체지방 (kg)	복부 둘레 (cm)	비고
1	06월 11일	76.5	30.5	101.2	
2	06월 15일	73.5	30.0	98.5	
3	06월 18일	71.8	27.9	95.9	
4	06월 23일	71.0	27.1	95.9	
5	06월 26일	70.2	26.8	93.7	
6	06월 30일	69.0	26.2	91.7	
7	07월 02일	69.6	26.0	93.8	
8	07월 06일	67.4	24.9	90.1	
9	07월 09일	67.2	24.9	91.5	
10	07월 14일	65.6	23.4	89.1	
11	07월 16일	65.3	23.4	88.8	
12	07월 21일	64.4	22.3	87.2	
13	07월 24일	63.9	22.6	86.4	
14	07월 28일	62.7	20.9	87.2	
15	07월 31일	62.0	20.7	84.5	
16	08월 04일	61.5	18.6	85.4	
17	08월 07일	60.5	18.7	83.4	
18	08월 10일	60.7	19.6	84.2	
19	08월 12일	60.1	19.2	84.3	
20	08월 20일	60.0	17.8	81.1	
21	08월 25일	58.1	17.3	79.0	
22	08월 31일	57.7	17.1	80.0	
23	09월 03일	57.2	16.2	77.7	
24	09월 08일	57.0	15.9	79.6	
25	09월 11일	56.2	15.6	78.2	
26	09월 15일	56.2	15.6	78.8	
27	09월 18일	57.3	14.8	77.6	
28	09월 23일	55.7	14.4	76.2	
29	10월 06일	56.7	15.1	77.8	
30	10월 08일	56.8	15.5	76.4	
31					
32					
33					
34					
35					
36					
최종 감소량		-19.7	-15	-24.8	송정한의원 02-2256-3690
최종 감소량(%)					

15. 남성 복부 비만 해결은 메가 다이어트로

　남성들의 복부 비만은 잘못된 무절제한 식생활, 음주, 스트레스, 운동 결핍 등으로 발생한다. 특히 음주와 흡연, 그리고 고지방 음식 섭취와 밀접한 관계가 있다. 우리나라 문화가 남성들의 음주를 부추기고 있으며, 그에 따라 남성들의 복부 비만이 심각하다. 그러나 문제는 복부 비만을 심각하게 받아들이지 않는 것이다. 대부분 고혈압과 당뇨병이 발생해도 복부 비만과 연관 지어 생각하지 않는다.

　복부 비만은 지방을 빼지 못하면 해결할 수 없다. 개인이 운동을 통해서 복부 비만을 해결하기 어려운 이유다. 복부 비만은 수준급의 지방을 빼 준다면 어렵지 않게 극복할 수 있다. 지방을 빼는 확실한 방법이 메가 다이어트라고 할 수 있다. 하루에 100~200g 정도씩 지방을 줄여 주는 메가 다이어트로 한 달이면 3~6kg의 지방을 줄일 수 있다.

　복부 사이즈를 10㎝ 이상 줄이려면 한 달에서 두 달이면 충분하다. 술을 끊고 다이어트에 매진해 보라. 복부에 과도하게 쌓인 지방을 언젠가 한번은 이런 방식으로 털어 내야 한다. 더구나 중년이 넘은 나이라면 건강을 위해서 복부 사이즈 관리를 반드시 해야 된다. 술자리를 피할 수 없는 사람이라면 더욱 복부 비만에 대한 관리가 필요하다. 배가 나온 것은 더 이상의 미덕이 될 수 없다.

	성명	나이/성별	신장 (cm)	체중 (kg)	체지방 (kg)	복부 둘레 (cm)	비고
	ㅇ ㅊ ㅅ	30/남	170	89	29.1	102	
목표							

횟수	날짜	체중 (kg)	체지방 (kg)	복부 둘레 (cm)	비고
1	06월 19일	89.0	29.1	102.0	
2	06월 24일	86.9	29.1	99.6	
3	06월 26일	85.6	28.2	99.1	
4	06월 30일	84.2	26.9	95.9	
5	07월 03일	83.2	25.9	95.1	
6	07월 07일	82.2	25.7	93.5	
7	07월 10일	81.2	24.4	92.4	
8	07월 14일	80.1	23.1	91.3	
9	07월 17일	79.9	23.2	90.8	
10	07월 21일	79.5	22.5	89.0	
11	07월 24일	78.4	22.0	89.9	
12	08월 04일	77.3	21.9	88.0	
13	08월 06일	77.4	21.0	87.6	
14	08월 28일	76.1	19.3	86.5	
15					
16					
17					
18					
19					
20					
21					
22					
23					
24					
25					
26					
27					
28					
29					
30					
31					
32					
33					
34					
35					
36					
최종 감소량		-12.9	-9.8	-15.5	송정한의원 02-2256-3690
최종 감소량(%)					

ㅇㅊㅅ님은 여행사에 근무하는 분으로 출장이 잦고 음주에 시달리면서 비만하게 되었다. 내원할 때 체중이 89kg, 체지방량이 29.1kg, 복부 둘레는 102cm 정도였다. 운동도 열심히 하고 음식도 줄여 보았지만 복부 비만이 해결되지 않았다고 한다. 바쁜 근무 시간을 쪼개서 일주일에 두 번씩 관리를 받으면서 복부를 줄여 나가게 되었다. 한 달 정도의 기간에 체중 12.9kg, 체지방량 9.8kg이 감소되는 성적을 기록했다. 복부 둘레는 15.5cm 정도가 감소되었다.

ㅈㅇㅂ님은 사업체를 운영하시는 분으로 평소에 접대가 많아서 배가 나왔다고 한다. 복부 둘레가 106.5cm 정도인 상황에서 본원에 내원하였다. 고혈압 약을 먹고 있으며, 의사가 당뇨병 약도 먹어야 되는 내당능 상태라고 했다. 체중보다도 복부 비만을 해결해 달라는 주문이었다. 사실 복부 비만은 메가 다이어트로 대량 감량을 해준다면 어렵지 않게 극복할 수 있다. 두 달간의 다이어트로 체중은 16.3kg, 체지방량은 11.6kg이 감소되었다. 복부 둘레는 18.1cm가 감소되어 입던 옷들이 모두 커서 새로 옷을 맞추어야 했다.

중년이 넘는 나이의 남자들을 복부 비만을 경계해야 한다. 노년으로 가는 길에 복부 비만에 발목이 잡힐 수 있다. 나이 들어서 생기는 대부분의 병들은 복부 비만과 관련이 있기 때문에 복부 비만을 해결해 주는 것이 예방법이라 할 수 있다. 메가 다이어트는 대사 증후군을 예방하는 방법이 된다.

	성명	나이/성별	신장 (cm)	체중 (kg)	체지방 (kg)	복부 둘레 (cm)	비고
	ㅈㅇㅂ	46/남	161	82.9	31.1	106.5	
목표							

횟수	날짜	체중 (kg)	체지방 (kg)	복부 둘레 (cm)	비고
1	11월 29일	82.9	31.1	106.5	
2	12월 03일	80	29.7	105.6	
3	12월 06일	80.5	29.6	103.9	
4	12월 10일	78.5	27.9	102.8	
5	12월 13일	77.3	27.9	101.5	
6	12월 17일	77.3	26.7	100.3	
7	12월 20일	75.9	26.9	98.6	
8	12월 24일	75.2	26.4	98.6	
9	12월 27일	74.6	25.6	97.1	
10	01월 02일	73.3	24.4	96.1	
11	01월 04일	72.2	24	95	
12	01월 07일	72.7	23.4	94.6	
13	01월 11일	72.5	23.4	94	
14	01월 14일	70.7	22.3	92.3	
15	01월 17일	70.4	22.5	92.6	
16	01월 21일	69.9	21.4	90.7	
17	01월 24일	69.6	21.2	89.7	
18	01월 28일	68.6	20.5	89.2	
19	01월 31일	67.9	20.6	88.8	
20	02월 04일	66.6	19.5	88.4	
21					
22					
23					
24					
25					
26					
27					
28					
29					
30					
31					
32					
33					
34					
35					
36					
최종 감소량		-16.3	-11.6	-18.1	송정한의원 02-2256-3690
최종 감소량(%)					

16. 이상적인 메가 다이어트

메가 다이어트는 두 자릿수 체중 감량이나 체지방량 8kg 이상을 감량해 주는 방법이다. 10kg 넘는 체중 감량을 달성하거나, 체지방량 8kg 이상을 감량했다면 성공한 메가 다이어트라고 한다. 그래도 체중보다는 체지방량 8kg 이상을 감량하는 것에 더 비중을 두기 때문에 메가 다이어트는 체지방 8kg 이상을 감량하는 방법으로 이해해도 좋겠다.

우리나라 비만 인구는 세 명중 한 명으로 매년 40만 명 정도씩 증가한다고 한다. 어떠한 질환보다도 증가율이 높아서 2020년경에는 두 명 중 한 명이 비만일 것으로 예측한다. 비만은 외모적인 문제가 아니라 건강에 지대한 영향을 미치는 질환으로 인식되어야 한다. 더구나 고도 비만 정도가 되면 건강상 문제는 심각하게 진행될 수밖에 없다.

비만은 결국 지방이 많이 축적되어서 문제가 되는 질환이기 때문에 지방을 줄여 주는 것이 당연한 처방이 된다. 개인이 시도하는 다이어트는 지방을 빼기가 쉽지 않다. 체중은 뺄 수 있다. 굶기만 해도 체중은 감소하니까. 하지만 지방은 잘 빠지지 않기 때문에 다이어트에 실패하게 되는 것이다. 지방을 확실하게 뺄 수 있는 방법, 그것이 메가 다이어트가 제시하는 해법이다.

메가 다이어트는 하루에 감소되는 지방량도 제시하고 있다. 하루

	성명	나이/성별	신장 (cm)	체중 (kg)	체지방 (kg)	복부 둘레 (cm)	비고
	ㄱ ㅈ ㅈ	29/여	160	81.2	38.3	109.5	
목표							

횟수	날짜	체중 (kg)	체지방 (kg)	복부 둘레 (cm)	비고
1	08월 31일	81.2	38.3	109.5	
2	09월 04일	78.9	36.8	108.5	
3	09월 07일	78.9	36.1	107.6	
4	09월 11일	77.3	35.2	105.6	
5	09월 14일	76.7	35.2	104.8	
6	09월 16일	75.4	33.8	104.1	
7	09월 18일	75.4	33.6	104.2	
8	09월 21일	74.9	33.3	103.4	
9	09월 25일	74.3	32.4	101.8	
10	09월 28일	73.9	32.6	102.3	
11	09월 30일	73.1	30.7	100.5	
12	10월 06일	72.2	31.1	101.1	
13	10월 09일	72.4	30.2	100.1	
14	10월 13일	71.8	31.1	99.3	
15	10월 16일	71.3	30.3	99.1	
16	10월 23일	70.5	28.2	98.7	
17	10월 27일	70.0	28.5	97.1	
18	10월 30일	69.2	26.7	97.0	
19	11월 10일	67.6	26.8	95.5	
20					
21					
22					
23					
24					
25					
26					
27					
28					
29					
30					
31					
32					
33					
34					
35					
36					
최종 감소량		-13.6	-11.5	-14	송정한의원 02-2256-3690
최종 감소량(%)					

100~200g 정도 체지방이 감소되는 것으로 증례에서 확인되었다. 이론적으로 30일간 메가 다이어트를 시행한다면 체지방 3~6kg 정도를 줄일 수 있다. 이 정도의 체지방이 감소되면 체중은 5~8kg까지도 감량이 가능하다. 한 달에 이런 정도 성적이라면 메가 다이어트 효과가 놀랍지 않은가? 어떤 다이어트가 이렇게 구체적인 수치로 검증해 준 적이 있는가? 메가 다이어트는 체중, 체지방, 그리고 복부 둘레 감소로 효과를 검증해 준다.

ㄱㅈㅅ 님은 출산 후에 체중이 증가되어서 많은 노력을 했는데도 실패해서 메가 다이어트를 시작하게 되었다. 보통 출산한 후에 체중이 증가하는 경우가 많은데 내분비 호르몬 변화 때문에 산후 비만이 오는 것으로 알려져 있다. 두 달 정도 기간에 체중 12kg, 체지방 11.5kg을 감소시켜 다이어트에 성공했다. 메가 다이어트는 지방 8kg 이상을 감소시키면 목표를 달성했다고 본다. 감소된 지방에 따라 체중도 맞추어지기 때문에 체중 변동보다는 체지방 감소를 중요시 여기는 것이다.

ㅂㅅㅈ 님은 두 달 동안 체중 17.1kg, 체지방 11.9kg을 감소시켰다. 체지방 11.5kg을 감소시킨 ㄱㅈㅅ 님은 체중이 13.6kg밖에 감소되지 않았다. 이것은 측정 상의 차이라고 볼 수 있다. 한의원에 와서 측정하는 체중은 많은 변수가 있다. 입고 있는 옷도 반영되며, 마신 물도 몸무게를 변동시킬 수 있다. 식사를 하고 온 경우에도 실제보다 더 많이 체중에 반영된다. 그래서 체중은 스스로 측정한 것을 기준으로 하는 것이 좋다.

ㅇㅅㅇ 님과 ㅂㅅㅁ 님도 두 달 정도 기간에 체지방을 각각 9.9kg, 12.1kg을 감량해서 메가 다이어트에 성공했다. 이와 같이 메가 다이어트는 지방 감량에 모든 것이 맞추어져 있다. 지방을 줄여 주는 방법이기 때문에 이상적인 다이어트라 하는 것이다.

	성명	나이/성별	신장 (cm)	체중 (kg)	체지방 (kg)	복부 둘레 (cm)	비고
	ㅂㅅㅈ	33/여	159	83.2	35.1	108	
목표							

횟수	날짜	체중 (kg)	체지방 (kg)	복부 둘레 (cm)	비고
1	08월 24일	83.2	35.1	108.0	
2	08월 26일	82.0	35.2	107.0	
3	08월 29일	80.8	33.7	105.4	
4	09월 01일	79.7	33.7	104.1	
5	09월 05일	78.3	32.5	102.8	
6	09월 08일	77.8	32.1	102.1	
7	09월 12일	76.5	30.1	100.6	
8	09월 15일	75.9	30.8	100.3	
9	09월 19일	75.2	30.0	99.2	
10	09월 23일	74.0	29.6	97.6	
11	09월 26일	73.5	28.6	96.9	
12	09월 29일	72.6	27.4	96.0	
13	10월 01일	72.5	27.5	95.2	
14	10월 07일	71.2	27.2	94.8	
15	10월 14일	70.0	26.8	93.2	
16	10월 17일	68.4	26.0	92.1	
17	10월 21일	67.4	25.0	90.7	
18	10월 24일	67.1	24.4	90.1	
19	10월 28일	66.6	23.8	90.2	
20	10월 31일	66.1	23.2	88.7	
21					
22					
23					
24					
25					
26					
27					
28					
29					
30					
31					
32					
33					
34					
35					
36					
최종 감소량		-17.1	-11.9	-19.3	송정한의원 02-2256-3690
최종 감소량(%)					

199

처음 비만 치료를 시작해서 메가 다이어트로 오기까지 많은 시행착오도 겪었다. 그러한 과정을 통해서 메가 다이어트 방법론이 확립된 것이다. 메가 다이어트는 많은 다이어트 방법 중에서 가장 실증적인 방법으로, 개인이 시도하는 다이어트와는 격을 달리한다. 일상생활에 지장이 없고, 부작용도 심하지 않아 이상적인 다이어트라고 할 수 있다.

이곳에서 제시하는 증례는 체중, 체지방, 그리고 복부 둘레 변화로 효과를 검증했다. 이 정도의 성적은 웬만큼 노력하면 누구나 달성할 수 있다. 나이가 많은 것도 상관이 없다. 잦은 다이어트로 요요 현상을 겪은 사람도 문제가 없다. 누구나 메가 다이어트가 요구하는 조건만 맞춘다면 지방을 뺄 수 있다.

결론적으로 말한다면 메가 다이어트는 지방만을 선별해서 감소시키는 방법이라고 할 수 있다. 제지방의 감소를 최소화하면서 지방을 감소시키는 꿈의 다이어트이다. 확실한 효과 검증이 진행되며, 일상생활에 별 지장을 주지 않는다. 메가 다이어트에서 목표로 하고 있는 두 자릿수 체중 감량은 지방 감량이 동반될 때 의미가 있다. 체중을 10kg 감량했어도 그중에 체지방을 얼마나 포함해서 줄였는지가 중요하다.

메가 다이어트를 마친 후에 요요 현상은 없느냐는 질문을 많이 받는다. 어떤 다이어트든 요요 현상은 있을 수 있다. 과도한 음식이 들어오면 도리 없이 지방이 축적되기 때문에 다이어트 후의 관리가 중요하다. 다이어트 기간 동안에 실천한 소식하는 식습관을 이어 나가는 것이 중요하다. 그렇다고 다이어트를 할 때처럼 음식량을 줄일 수는 없다. 정상적인 식생활을 하면서 지방 축적에 대해서는 유의해야 요요 현상을 막을 수 있다. 간식과 야식을 하지 않고 정상적으로 하루 3식을 하며, 물을 충분히 마실 것을 권한다. 운동은 신체 활동이란 개념으로 하루에 한

	성명	나이/성별	신장 (cm)	체중 (kg)	체지방 (kg)	복부 둘레 (cm)	비고
	ㅇㅅㅇ	21/여	164	79.4	34.2	104	
목표							

횟수	날짜	체중 (kg)	체지방 (kg)	복부 둘레 (cm)	비고
1	05월 10일	79.3	34.2	104.0	
2	05월 13일	77.0	34.1	103.0	
3	05월 17일	76.0	33.4	101.4	
4	05월 20일	75.5	33.4	100.9	
5	05월 24일	74.4	32.8	99.1	
6	05월 27일	74.2	31.9	98.4	
7	05월 31일	73.7	31.6	97.9	
8	06월 03일	73.0	31.4	97.7	
9	06월 07일	72.5	30.8	96.5	
10	06월 10일	71.0	30.3	95.5	
11	06월 14일	70.6	29.5	94.7	
12	06월 15일	70.6	29.5	94.7	
13	06월 17일	71.0	28.8	94.5	
14	06월 21일	70.0	28.1	93.2	
15	06월 24일	69.6	28.0	92.9	
16	06월 28일	68.3	27.7	91.7	
17	07월 02일	68.5	26.6	89.1	
18	07월 05일	67.8	26.2	90.5	
19	07월 08일	68.0	24.7	89.7	
20	07월 11일	67.3	25.4	88.2	
21	07월 15일	66.8	24.9	88.6	
22	07월 18일	65.8	25.5	88.3	
23	07월 23일	65.3	24.3	86.4	
24					
25					
26					
27					
28					
29					
30					
31					
32					
33					
34					
35					
36					
최종 감소량		-14.1	-9.9	-17.6	송정한의원 02-2256-3690
최종 감소량(%)					

시간 정도 몸을 움직이는 것이 좋다. 다이어트 기간을 마친 후 생활 습관까지 감안해서 시행하는 것이 요요 현상을 막을 수 있을 것이다.

메가 다이어트가 다이어트에 실패를 거듭하거나, 다이어트로 방황하는 사람들에게 한 줄기 빛과 같은 존재가 되었으면 한다. 고도 비만으로 고생하거나 복부 내장 지방으로 고혈압, 당뇨병 등의 위험이 있다면 메가 다이어트를 권한다.

지금까지 살펴본 증례에서와 같이 메가 다이어트는 조금도 부풀리거나 과장된 부분은 없다. 나타난 결과 그대로 보여 드린 것이며, 평가는 독자 여러분이 해야 할 몫일 것이다.

	성명	나이/성별	신장 (cm)	체중 (kg)	체지방 (kg)	복부 둘레 (cm)	비고
	ㅂㅅㅁ	43/여	153.6	70.9	27.9	96.5	
목표							

횟수	날짜	체중 (kg)	체지방 (kg)	복부 둘레 (cm)	비고
1	07월 03일	70.9	27.9	96.5	
2	07월 05일	67.7	25.4	94.2	
3	07월 08일	66.3	24.9	92.4	
4	07월 12일	65.6	24	92.2	
5	07월 16일	64.7	23.3	90.3	
6	07월 19일	63.7	23	89.1	
7	07월 23일	63.4	22.9	89.6	
8	07월 26일	62.8	21.9	88.2	
9	07월 29일	61.8	21.5	88.3	
10	08월 01일	61.4	20.8	86.8	
11	08월 07일	60.3	19.9	86.3	
12	08월 12일	60.3	19.6	84.8	
13	08월 14일	59.9	19	85.9	
14	08월 20일	59.2	18.2	84	
15	08월 23일	58.7	18.5	85.3	
16	08월 27일	58.2	17.5	83.9	
17	08월 30일	57.8	17.7	82.4	
18	09월 03일	57.1	17.5	82.6	
19	09월 06일	56.6	17.2	81.8	
20	09월 10일	56.1	15.8	80.6	
21					
22					
23					
24					
25					
26					
27					
28					
29					
30					
31					
32					
33					
34					
35					
36					
최종 감소량		-14.8	-12.1	-15.9	송정한의원 02-2256-3690
최종 감소량(%)					

제8장

질문과 답변

1. 메가 다이어트는 시행할 때 힘들지가 않나요?

메가 다이어트는 제한이 따르지만 하루 세끼 먹는 방법입니다. 정상적인 생활을 하면서 충분히 할 수 있습니다. 결코 배고프지 않으며, 건강하게 진행할 수 있는 다이어트라고 할 수 있습니다. 하루 세끼 정상 식사 패턴을 기본으로 하고 간식이나 야식은 없습니다. 식간에는 충분한 물을 마셔야 됩니다.

메가 다이어트에 사용되는 한약은 식욕 억제도 해주지만 다이어트가 힘들지 않도록 해줍니다. 메가 다이어트는 하루 세끼 정상대로 먹는 방법이고, 절대로 굶는 다이어트가 아닙니다. 한약은 다이어트로 발생할 수 있는 부작용을 없애 주는 역할을 겸합니다. 그래서 메가 다이어트는 어렵지 않게 진행할 수 있습니다.

2. 한의원에는 얼마 만에 한 번씩 가야 되나요?

메가 다이어트는 일주일에 두 번 내원하는 것을 기본으로 합니다. 집중 관리가 필요하신 분들은 일주일에 세 번 이상 내원하실 수도 있습니다. 일주일에 두 번씩 내원하게 하는 것은 체지방 감량이 정상적으로 이루어지고 있는가를 보기 위해서입니다. 내원하는 날에 비만 침 시술을 받게 되며, 필요한 시간은 약 한 시간 정도입니다.

오실 때마다 체지방 측정을 해서 체지방의 감소 정도를 체크하게 됩니다. 만일 체지방 감량이 잘 이루어지지 않는다면 그 원인을 찾아 대처해야 합니다.

3. 메가 다이어트를 해야 되는 대상은?

메가 다이어트는 두 자릿수 이상 대량 감량을 목표로 하니까 고도 비만자가 일차 대상이 됩니다. 남자는 체지방률 35%, 여자는 40% 넘는 고도 비만이라면 메가 다이어트가 필요하죠. 그리고 복부 둘레가 100㎝ 넘는 사람들도 메가 다이어트가 필요합니다. 고혈압이나 당뇨병, 그리고 고지혈증으로 약을 복용하는데 조절이 잘 안 되는 경우에도 고려해 볼 수 있습니다.

개인적인 노력으로도 다이어트에 성공하지 못했다면 메가 다이어트로 확실한 두 자릿수 감량에 도전해 보십시오. 메가 다이어트는 이러한 바람에 확실한 보답을 해줄 것입니다. 메가 다이어트는 대량 감량이 필요한 분들이 대상이 됩니다.

4. 가능한 몸무게와 체지방 감소 목표는?

메가 다이어트로 가능한 체중 감소 목표는 줄여야 될 목표 체지방에 따라서 달라집니다. 메가 다이어트는 두 자릿수 감량, 즉 10㎏ 이상의 체중 감량을 목표로 합니다. 두 자릿수 감량을 기준으로 할 때 감소시킬 체지방량은 최소 8㎏ 이상 된다면 이상적인 비율이라고 생각됩니다.

메가 다이어트에서 목표로 하는 것은 체중 10㎏ 이상, 체지방량 8㎏ 이상입니다. 이보다 더 많은 체중 감량은 개인별 상황에 따라 목표 체중과 체지방이 결정되는 것입니다. 줄여야 할 체지방량을 먼저 결정하며, 체중은 결정된 지방량에 따라 정해지게 됩니다. 다이어트 기간도 목표량에 따라서 결정되는 것입니다.

5. 제공되는 식단은?

다이어트를 하시는 분들은 식단에 매달리게 됩니다. 음식을 조절해 주는 것이 다이어트에는 제일 중요하기 때문에 당연히 그럴 수 있습니다. 그런데 막상 정해진 식단을 받아 들면 실천이 쉽지 않습니다. 정해진 반찬을 모두 준비하기도 어렵고, 제시하는 양도 맞추기가 쉽지 않은 법이지요. 그래서 식단을 정해주는 것이 때로는 스트레스가 되기도 합니다.

메가 다이어트에서는 정해진 식단이 없습니다. 없다기보다는 구체적인 식단을 제공하지 않는다는 것이죠. 아침에는 계란, 두부, 약간의 야채, 점심에는 밥 반 공기, 그리고 반찬, 저녁에는 야채로 드시면 됩니다. 이런 식으로 큰 범위만 정해 줍니다.

6. 하루에 운동은 어떻게 해야 되나요?

메가 다이어트에서 운동은 중요합니다. 그렇다고 운동에 매달리는 방법은 아닙니다. 지방이 빠질 수 있는 조건이 되었다면 운동을 얼마나 해주느냐에 따라서 결과가 달라집니다. 많이 감량하고 싶다면 그만큼 운동을 더 많이 해주어야 되겠죠.

메가 다이어트에서 운동은 하루에 한 시간 걷기를 기본으로 합니다. 하루에 한 시간도 걷지 않는다면 다이어트에서 기본이 안 되는 것입니다. 한 시간을 기본으로 하고, 그보다 더 해준다면 더 많이 감량되는 것이죠.

그리고 운동은 즐거운 마음으로 해야 됩니다. 운동이 하기 싫은 날에는 억지로 운동에 매달려 봐야 효과가 없습니다. 그런 날은 차라리 쉬는 것이 훨씬 나을 수 있습니다. 운동은 즐겁게 해야 다이어트에 도움이 됩니다.

7. 요요 현상을 많이 겪었는데도 효과가 있나요?

요요 현상과는 큰 관계가 없는 것 같습니다. 메가 다이어트를 하시는 분들은 고도 비만자가 많습니다. 이분들은 여러 번의 다이어트를 하면서 요요 현상을 겪었습니다. 처음에 시작하면서 걱정이 그것입니다. "나는 요요 현상을 많이 겪었기 때문에 잘 안 빠질 거야." 이런 걱정을 하면서 시작합니다.

물론 요요 현상 때문에 체질이 나빠져서 요요 현상을 겪지 않은 사람과는 감량의 차이가 있을 수 있습니다. 하지만 다이어트 자체가 안 되고 어려운 것은 없습니다. 지방이 빠지는 조건을 잘 맞추면 요요 현상을 겪었다 해도 별 문제없이 감량이 가능한 것이 확인되었습니다.

8. 한약은 어떤 목적으로 사용되나요?

메가 다이어트에서 한약은 식욕 억제, 그리고 대사 기능을 높이기 위한 목적으로 사용됩니다. 아침과 점심때에 사용되는 한약은 그런 목적으로 사용되는 것입니다. 반면에 저녁에 쓰이는 한약은 대부분 보약 개념으로 사용됩니다. 다이어트에 지친 몸을 보강하기 위해서 다르게 사용하고 있는 것이죠.

메가 다이어트에서 한약은 식욕 억제, 대사 기능 향상, 그리고 다이어트에 지친 심신을 보강할 목적으로 사용되고 있습니다. 거기에 개인별 맞춤 처방을 하면 자신이 갖고 있던 질병도 개선시킬 수 있습니다.

9. 메가 다이어트에 필요한 보충제는?

메가 다이어트는 대량 감량을 목표로 하기 때문에 다이어트 기간이 두 달 이상이 될 때가 많습니다. 오랜 시간 다이어트를 하기 때문에 보충제가 필요합니다. 보충제는 종합 영양제 형태보다는 다이어트에 필요한 보충제를 선별하여 복용하는 것이 바람직합니다.

메가 다이어트를 시작하면 칼슘 제제와 비타민 C 섭취를 권장합니다. 비타민 C는 체내의 대사 기능을 활성화 해주기 때문에 다이어트 부작용을 최소화할 수 있습니다. 칼슘은 지방 배출에 도움이 됩니다. 지방은 약알칼리 체액 환경에서 가장 잘 배출되기 때문입니다. 두 가지 모두 복용하기를 권합니다.

비타민 C와 함께 칼슘 섭취는 다이어트 부작용을 막고, 어렵지 않게 다이어트를 진행할 수 있습니다.

10. 대량 감량에 따른 부작용은 없나요?

메가 다이어트는 단기간에 많은 양의 체중을 감량하게 됩니다. 그렇게 많은 양이 단기간에 감소되면 부작용을 걱정합니다. 그러나 걱정할 필요가 없습니다. 메가 다이어트는 지방을 빼는 방법이기 때문입니다. 지방이 단기간에 많이 빠졌다고 걱정할 필요는 없겠죠. 많은 양의 지방이 동반된 체중 감량은 부작용을 걱정할 필요가 없습니다.

11. 성공한 후 요요 현상은?

메가 다이어트를 시작하는 분들이 늘 궁금해 하는 것이 다이어트 후의 요요 현상입니다. 다이어트는 감량 후 유지 또한 중요합니다. 세상에 존재하는 많은 다이어트 방법 중에서 요요 현상에 자유스런 방법은 아무것도 없습니다.

다이어트 후에 다시 과거 생활 습관으로 돌아간다면 요요 현상은 당연히 오겠죠. 그러나 메가 다이어트로 감소된 지방에 주목해 봅시다. 감소된 지방만큼은 남지 않을까요. 몸무게는 늘어도 지방이 늘지 않도록 관리한다면 요요 현상은 얼마든지 극복할 수 있습니다.

12. 메가 다이어트 후의 관리는?

감소된 체지방량을 유지하는 것이 핵심입니다. 지방이 쌓이지 않도록 노력하는 것이 관리 방법입니다. 지방이 쌓이지 않으려면 식생활에서 음식량을 줄여야 됩니다. 소식을 실천해야 되는 것입니다. 음식량이 많다면 비가시 지방으로 인해서 채식을 하더라도 지방은 쌓이게 됩니다.

고기나 식용유와 같은 가시 지방은 당연히 주의해야 합니다. 가시 지방을 비롯해서 비가시 지방까지 지방 섭취를 줄이는 것이 다이어트 후 관리법이라 할 수 있습니다. 지방이 늘고 있는지가 중요하기 때문에 다이어트를 마치고 한 달에 한 번 정도는 내원하여 체지방을 체크해 보는 것을 권합니다.

제9장
메가 다이어트 따라 하기(90일)

1. 비만도 알아보기

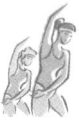

한 의원에 내원하지 않고 스스로 할 수 있는 메가 다이어트 첫 번째 시도는 나 자신의 비만 정도를 파악하는 것이다. 키와 몸무게로 산출하는 체질량 지수와 복부 사이즈로 나 자신의 비만도를 먼저 파악하자. 나 자신의 비만한 정도에 따라 감량 목표를 정할 수 있다.

체지방 측정은 측정 기기가 없으면 불가능하기 때문에 체질량 지수 (BMI, Body Mass Index)로 나의 비만도를 알아본다. 체질량 지수는 체중 (kg)을 키(m)의 제곱으로 나눈 값(kg/㎡)이다. 이 기준은 나라마다 다소 차이가 있으며, 미국은 체질량 지수가 30kg/㎡ 이상이면 비만으로 분류하는 반면, 우리나라는 25kg/㎡ 이상을 비만으로 본다.

신장 170㎝에 체중이 80kg인 남성이라면 80을 1.7의 제곱으로 나눈 값, 27.6이 간단하게 산출된다. 이 남성의 체질량 지수는 27.6으로 비만 레벨임을 쉽게 알 수 있다. 이렇게 나 자신의 체질량 지수를 산출해서 비만도를 쉽게 알 수 있다. 남성은 체질량 지수가 20이 넘으면 과체중, 25가 넘으면 비만으로 진단한다. 반면에 여성은 체질량 지수 25가 넘으면 과체중, 30이 넘는 경우를 비만으로 본다. 그리고 체질량 지수가 남성은 35, 여성은 40이 넘으면 고도 비만으로 간주한다.

체질량 지수로 나의 비만도를 알아본 후에 복부 비만의 정도도 알아보자. 복부 비만은 대사 증후군을 유발하는 건강상 문제를 야기한다. 복부 비만으로 고혈압과 당뇨병 등이 쉽게 올 수 있기 때문에 배가 나왔다는 것을 가볍게 생각해서는 안 된다. 특히 음주를 하는 남성들인 경우에는 복부 비만에 대한 관리가 늘 요구된다.

내장에 지방이 축적된 것이 복부 비만이기 때문에 엉덩이와 허리 비율로 그 정도를 파악할 수도 있다. CT 촬영 검사로 내장 지방량과 축적 부위를 진단하기도 한다. 개인이 복부 둘레를 직접 재 보는 것으로도 복부 비만 정도를 쉽게 파악할 수 있다. 복부 둘레 측정은 신체 사이즈를 측정하는 줄자만 있으면 쉽게 할 수 있다.

똑바로 선 자세에서 배꼽(신궐혈이라고 한다)을 통과하도록 줄자로 측정하면 된다. 자연스런 호흡 상태에서 측정하는 것이 좋다. 남성은 90㎝, 여성은 85㎝ 이상이면 조절이 필요한 복부 비만으로 본다. 자신의 복부 둘레가 이 정도를 넘는다면 고혈압과 당뇨병 등 대사 증후군이 우려되기 때문에 사이즈를 줄여 줄 필요가 있다.

체질량 지수로 비만 유형 알아보기

남성 : 20kg/㎡ 이상 과체중, 25kg/㎡ 이상 비만, 35kg/㎡ 이상 고도 비만

여성 : 25kg/㎡ 이상 과체중, 30kg/㎡ 이상 비만, 40kg/㎡ 이상 고도 비만

복부 비만도 알아보기

남성 : 복부 둘레 90㎝ 이상이면 복부 비만

여성 : 복부 둘레 85㎝ 이상이면 복부 비만

TIP

2. 체질 알아보기(자가 체질 검사)

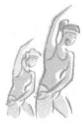

비만한 사람은 음식을 먹을 때 살이 찔까 봐 음식량을 줄이려고 애쓴다. 반면에 어떤 사람은 살찔 걱정 없이 마음껏 먹는다. 비만한 사람의 입장에서 보면 얄밉기 짝이 없다. 먹을 것 걱정 없이 먹어대는 체질이 부럽지 않을 수 없다. 이러한 개인적인 차이를 체질 때문이라고 한다. 대부분의 체질은 선천적인 유전 요인이 있으며, 후천적으로 생활 습관 때문에 발생하기도 한다.

한의학에서는 체질은 오장육부의 기능 차이에 따른 것이라고 한다. 선천적으로 좋은 기능과 좋지 않은 기능의 편차 때문에 체질적인 차이가 발생한다는 것이다. 이러한 체질을 체계적으로 분류한 것이 이제마의 사상 체질론이다. 체질은 태양인, 태음인, 소음인, 소양인으로 나누어서 각각 그 사람의 체질에 따라 발생하는 질병도 다르며, 치료법도 달리해야 된다는 것이다.

사상 체질 중에서 태음인이 비만이 될 확률이 다른 체질에 비해 높은 것으로 조사됐다. 한국한의학연구원과 기린한방병원이 함께 한 공동 조

216

사에서 비만 치료를 목적으로 한방병원을 찾은 2,481명 중 사상 체질로 진단된 875명의 81%인 712명이 태음인으로 나타났다. 체질별로 체지방률을 비교해 본 결과에서 태음인의 체지방률은 36.1%로 조사돼 가장 높았다.

비만하기 쉬운 체질은 태음인이 가장 많다. 그다음이 소양인으로 비만 체질은 태음인과 소양인이 대부분이다. 이는 선천적인 장부 구조가 흡수 기능이 배설 기능보다 강하기 때문이다. 그래서 먹는 양만큼 살이 찌게 된다. 반면에 소음인과 태양인은 마른 유형이 많다고 한다. 흡수 기능이 약하기 때문에 비만하지 않게 된다는 것이다. 비만하다면 태음인과 소양인 유형이 많다는 것을 염두에 두고 내 체질이 어느 쪽인가를 알아 두는 것이 체중 관리에 도움이 된다.

〈체질 테스트〉

　체질 테스트는 외모, 성격(심성), 질병으로 나누어 작성되어 있으며, 체질을 판단하는 데 주요한 지표에 해당하는 것들로 만든 설문이다. 각 문항은 보통 네 개의 보기가 있는데, 그중에서 자신의 특성과 가장 가깝다고 생각하는 것을 골라 표를 해주면 되고, 해당하는 보기가 없으면 그냥 넘어 가면 된다.

Ⅰ. 외모(1∼13)

1. 당신의 체형은 다음 중 어디에 해당됩니까?
　① 허리와 배, 주로 하체가 발달하여 서 있는 자세가 굳건하다.
　② 주로 하체가 발달된 편이며 상체가 빈약하여 외롭게 보인다.
　③ 주로 상체가 발달되고 하체는 약간 빈약한 편이어서 가볍고 민첩하게 보인다.
　④ 상체가 발달된 체형으로 목덜미가 굵고 실하며, 반면 허리 아래 부분이 상체와는 많이 빈약하여 서 있는 자세가 불안정해 보인다.

2. 당신의 전체적인 외모와 체격은 다음 중 어디에 해당됩니까?
　① 골격이 굵고 다부진 편이다.
　② 골격이 적고 약간 수척한 편이다.
　③ 보통이며, 균형이 잡혀 있다.
　④ 보통이지만 약간 불균형하다.

3. 당신의 몸에서 외관상 가장 발달된 부분은?

   ① 허리와 옆구리.

   ② 엉덩이.

   ③ 가슴.

   ④ 머리와 목.

4. 당신의 걸음걸이는 다음 중 어디에 해당됩니까?

   ① 걸음이 느리고 무게 있게 걷는다.

   ② 걸음걸이가 자연스럽고 얌전하다.

   ③ 걸음이 빠르다.

   ④ 걸음걸이가 꼿꼿하지만 어딘지 불안정해 보인다.

5. 당신은 다음 중 어디에 해당됩니까?

   ① 평소에 땀이 많고 땀을 흘리면 오히려 상쾌하다.

   ② 평소에 땀이 많지 않고 조금만 땀을 내도 피곤하다.

   ③④ 땀이 특별히 많은 편은 아니며, 땀을 흘려도 그다지 피곤하지
      않다.

6. 당신의 얼굴은 다음 중 어디에 가깝습니까?

   ① 표정은 그다지 밝지 않고, 얼굴의 윤곽이 뚜렷하고 듬직해 보인다.

   ② 표정은 그다지 밝지 않고, 얼굴의 윤곽은 갸름한 편이다.

   ③ 표정이 밝고, 얼굴의 윤곽은 매끄러운 편이다.

   ④ 표정이 밝고, 얼굴의 윤곽은 둥근 편이다.

7. 당신 얼굴의 색깔은?

   ① 갈색, 혹은 검은빛이다.

   ② 황백색이다.

   ③ 흰색, 혹은 붉은빛이 돈다.

   ④ 흰 편이나 약간 검은빛이 돈다.

8. 당신의 얼굴은 다음 중 어디에 해당됩니까?

   ① 이목구비가 크고 입술이 두텁다.

   ② 이목구비가 대체로 작고 오밀조밀하다.

   ③ 입술은 얇은 편이고 표정이 항상 밝다.

   ④ 이마가 넓으며 표정이 밝고 깔끔한 인상이다.

9. 당신의 눈은 다음 중 어디에 가장 가깝습니까?

   ① 눈이 작은 편이고 눈빛은 약간 침침하다.

   ② 눈은 그다지 작은 편은 아니며, 눈빛은 약간 어두운 편이나 순한
      느낌을 준다.

   ③ 눈이 큰 편이고 눈빛은 밝지만 예리하다.

   ④ 눈이 크고 동그란 편이며, 눈빛이 밝고 광채가 나며, 순한 느낌을
      준다.

10. 당신의 가슴은?

   ① 넓고 잘 발달되었다.

   ② 빈약하고 약간 구부정하다.

   ③ 보통이다.

④ 견실한 편이다.

11. 당신의 손과 발은?

① 손발이 따뜻하나 겨울에 잘 튼다.

② 손발이 차고 겨울에 잘 트지 않는다.

③④ 손발이 따뜻한 편이다.

12. 당신의 피부는(주로 얼굴 부위)?

① 두텁고 땀구멍이 크다.

② 부드럽고 땀구멍이 작다.

③ 희고 건조한 편이다.

④ 피부가 엷으며 부드러우나, 건조한 편이다.

13. 당신의 음성은 다음 중 어디에 해당됩니까?

① 굵고 성량이 풍부하다.

② 성량이 풍부하지는 않지만 낭랑하다.

③ 약간 톤이 높고 건조한 느낌이다.

④ 차분하다.

II. 심성(14~18)

14. 말을 할 때 평소 습관은?

① 말수가 적고 간혹 더듬기도 하지만 일단 아는 사이와는 말을 많이

한다.

② 다소 느린 편이며, 조용하고 침착한 어조다.

③ 말이 많고 거침없이 하는 편이다.

④ 말이 적은 편은 아니나 수다스럽지는 않고 누구한테건 거리낌 없이 말을 한다.

15. 당신의 기질이나 성격으로 장점이라고 생각되는 것은?

① 정직하고 과묵한 편이다. 매사에 신중하여 주위 사람이 보기에 믿음직스럽게 행동하며, 예의 바르고 점잖게 처신한다. 불필요하게 일을 벌이지 않으며, 과업을 수행할 때에는 꾸준한 노력과 인내심으로 잘 성취시킨다.

② 성격이 온순하고 침착하며, 사교적이다. 판단이 빠르고 생각이 치밀하고 조직적이어서 학구적인 분위기가 있다. 내 할 일은 내가 알아서 하는 성격으로서 남의 간섭을 받기 싫어한다.

③ 매사에 활동적이고 남의 일에는 희생을 아끼지 않고 그 일에 보람을 느끼므로 자기 일을 돌볼 겨를이 없다. 판단력이 빠르고 보기에는 경솔하게 보일지도 모르지만 다정다감하여 사람들이 호감을 갖는다. 또한 인정이 많고 이해타산에 얽매여 행동하지 않는다.

④ 과단성, 진취성이 강하고 적극적이다. 행동에 거침이 없고 친하든 그렇지 않든 불문하고 남과 잘 사귀는 편이며, 명석하고 뛰어난 창의력으로 남이 생각하지 못하는 것을 연구한다.

16. 당신의 기질이나 성격으로 단점이라고 생각되는 것은?

① 보수적이고 변화를 싫어하며, 밖의 일보다 집안일을 중시한다. 점

잖은 듯하나 의심이 많으며, 도락을 좋아하고 식성이 왕성하여 지나칠 때가 많다.

② 내성적이고 수줍음이 많아 자기 의견을 잘 표현하지 않는다. 소극적이고 여린 성격이어서 추진력이 약하다. 개인주의나 이기주의가 강하고 이해타산에 매여서 행동하는 편이다. 질투심이나 시기심이 많고, 한번 감정이 상하면 쉽게 풀리지 않고 오래간다.

③ 자기 일보다는 바깥일에 관심을 가지며, 행동이 급하고 매사에 시작은 잘하나 마무리가 부족하여 싫증을 잘 느끼며, 쉽게 체념하기도 한다.

④ 계획성 없이 무조건 일을 추진하기도 하며, 세심한 면이 부족하고 치밀하지 못하다. 일이 마음먹은 대로 잘 안 되면 남에게 화를 잘 내고 물러설 줄 모르며, 고집이 세다.

17. 당신의 식성은?

① 식욕이 왕성하며, 음식을 거의 가리지 않는다.

② 대체로 음식을 느리게 먹는 편이며, 식욕도 왕성하지 못하다.

③ 음식을 가리지 않고 빨리 먹는 편이며, 찬 음식을 좋아한다.

④ 대체로 음식을 가리지는 않으나 기름진 음식은 몸에 맞지 않는 것 같고 주로 시원하고 담백한 음식을 좋아한다.

18. 어떤 사람이 바쁘게 일하고 있는 당신에게 장작 두 단을 10m 정도 옆으로 치워 달라는 부탁을 했다고 가정하자. 이때 당신은 어떻게 행동하겠는가(보상 있음)?

① 아무 말도 하지 않고 한 단씩 두 번에 옮겨 놓아 일을 마무리하

겠다.

② 시간이 걸리더라도 생각을 하면서 천천히 조금씩 옮겨 놓겠다.

③④ 치워 달라고만 했으므로 한 단씩 옆에다 던져 대충 일을 빨리 끝내고 내 일을 하겠다.

III. 병증(19~21)

19. 당신의 배변 상태는 다음 중 어디에 해당됩니까?

① 변비가 자주 오는 편이지만 별 다른 이상은 없다.

② 대개는 변이 무르고, 혹시 변비가 있어도 그다지 불쾌감은 없다.

③ 약간의 변비만 있어도 고통스럽다.

④ 변 보기가 부드럽고 양이 많다.

20. 평소 건강에 별 이상이 없는 때에도 자주 느끼는 증상이 있다면 다음 중 어느 것입니까?

① 가슴이 두근거리거나 숨이 차다. 눈이 쉽게 피로하거나 아프다.

② 한숨을 잘 쉰다. 소화가 잘 안 된다.

③ 건망증이 있다.

④ 가슴이 답답하고 막힌 듯하다. 다리에 힘이 없어 오래 걷지 못한다.

21. 평소에 잘 나타나는 병증으로 어떠한 증세가 있는가?

① 감기, 알레르기, 변비, 고혈압.

② 소화 불량, 신경과민, 무기력.

③ 변비, 건망증, 치아 질환, 신경성 질환, 잘 붓는다.

④ 요통, 하지 무력, 구역질, 만성 피로.

〈판 정〉

- 해당 문항 수

①번(태음인의 특징) ;

②번(소음인의 특징) ;

③번(소양인의 특징) ;

④번(태양인의 특징) ;

＊ ①이 압도적으로 많으면 태음인, ②면 소음인, ③이면 소양인, ④면 태양인에 해당된다. 만약 ①이 14개, ②가 6개, ③이 2개, ④가 1개였다면 태음인 체질로 판정한다.

＊ 한 가지 응답 문항 숫자가 10개 이상이면 전형적인 체질로 판정되며, 어느 번호도 압도적으로 많지 않다면(대개 부모의 체질이 반대일 경우 자녀의 체질 판정이 어려운 때가 많다) 이 테스트로는 정확히 판정하기 어려우므로 전문가의 판단을 받아 보는 것이 좋겠다.

＊ 5번, 11번, 18번 문항에서 ③④로 표시된 것은 소양인, 태양인 둘 다 해당되는 것으로 마지막 계산할 때 가장 많은 번호에 넣는다(예를 들어 5, 11, 18문항이 ③이나 ④ 중에만 해당되었다면 나머지 18문항 중 ①이 3개, ②가 5개, ③이 8개, ④가 2개였을 때는 ③이 가장 많으므로 ③에다 3문항을 더하여 ①이 3, ②가 5, ③이 11, ④가 2문항이 되어 소양인으로 판정한다).

3. 체중은 이렇게 빠진다

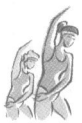

다이어트를 시작하려면 체중계를 준비해야 한다. 체중계는 소수점 한자리까지 표시되는 것을 선택하는 것이 좋다. 준비된 체중계로 매일 체중을 측정하여 기록한다. 기록하는 것이 중요하다. 매일 측정한 기록이 한 달, 두 달, 그리고 1년이 되면 나의 기록으로 남는다. 이것은 훗날 나 자신의 체중 변동을 한눈에 파악할 수 있는 소중한 자료가 된다.

체중 기록을 해보면 체중은 계단식을 빠지는 것을 알 수 있다. 초기 일주일은 체중 감량이 급격하게 일어나게 된다. 이후에는 일정 시간 후 한 계단씩 내려가는 모양을 보인다. 체중은 이런 형태로 빠진다. 그래서 계단식 체중 감소라는 용어를 사용하기도 한다.

계단식으로 빠지는 체중 감소 생리를 알고 있어야 한다. 다이어트를 하는 사람들은 매일 체중 변동에 웃고 울고 한다. 아침에 기상해서 체중을 재고, 운동 다녀와서 재고, 그리고 저녁에 또 체중계에 올라간다. 어떤 경우는 하루 종일 운동을 했는데도 불구하고 저녁때는 오히려 체중이 늘어나 있기도 한다. 그것 때문에 스트레스를 받기도 한다.

체중은 하루에 한 번만 측정하는 것을 권한다. 아침에 기상해서 화장실 다녀온 후에 재는 체중을 기본으로 하라. 하루에 몇 번씩의 측정은 하지 않는 것이 좋다. 하루에 마시는 물의 양이 2ℓ 정도라면 하루 몸무게 변동 역시 그만큼 된다. 몸무게 변동이 물 마시는 양에 따라 변할 수 있기 때문에 여러 번의 체중 측정은 스트레스가 될 수 있기 때문이다.

그리고 체중은 매일 변동되지 않을 때도 많다. 계단식이란 안 빠지다가 한 번에 빠진다는 이야기이다. 음식 절제도 하고, 운동도 열심히 하는데 체중은 변동도 없으면 기운이 빠지게 된다. 하지만 체중은 몰아서 계단식으로 한 번에 빠진다. 그래서 측정은 매일 하되 비교 검토는 3일 또는 그 이상 간격으로 하는 것이 좋다.

체중 측정만으로는 알 수 없지만 체지방은 체중 변동이 없을 때도 감소되고 있다. 하루에 체지방은 100~200g 정도 감소된다. 체중계에서는 변화가 없더라도 체지방은 빠지고 있다. 일주일 동안 500g이 감소되었다면 체중은 700g 정도가 빠지게 된다. 하루에 100g 정도를 뺀다면 일주일에 700g이 된다. 체중은 1kg 정도가 감소된다. 그래서 일주일에 1kg 정도의 체중을 뺀다면 하루 100g 정도의 체지방을 빼게 되는 것이다.

메가 다이어트 목표는 체지방량을 8kg 이상 감소시켜 두 자릿수 체중 감량을 달성하는 것이다. 체지방 8kg을 감소시키는 데 80일 정도를 잡는다. 예비 기간 10일을 더해서 90일 동안 두 자릿수 체중 감량을 목표로 하고 있다. 결코 허황한 목표가 아니며 개인적인 노력으로도 충분히 도달할 수 있다.

메가 다이어트는 체중 기록에서부터 시작된다.

4. 메가 다이어트 식단

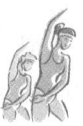

식단 구성 원칙은 하루 3식을 기준으로 하며, 간식과 야식은 철저히 피한다. 하루 한 끼 정도는 정상적인 식사를 권한다. 다만 탄수화물의 양은 제한해야 한다. 밥공기로 보통 반 공기 정도의 분량을 권장한다. 이때 반찬은 고기나 생선이 나오더라도 상관하지 않는다. 다만 주식인 밥의 양보다는 적은 양을 섭취해야 한다.

밥은 현미나 콩을 섞은 혼합 잡곡류가 가장 좋은데, 여건이 안 된다면 백미로 섭취해도 상관없다. 백미로 먹는다고 다이어트가 안 되는 것은 아니다. 중요한 것은 정확한 양의 탄수화물을 섭취는 것이 중요하다.

메가 다이어트 식단에서는 주로 점심때 정상적인 식사를 권장하며, 아침과 저녁은 밥을 뺀 식단을 추천한다. 아침과 점심이 바뀌는 것은 상관없으며, 저녁은 야채 위주로 구성하는 것이 좋다. 하루 3식을 정상대로 먹기 때문에 메가 다이어트 식단으로는 심한 배고픔을 느끼지 않는다.

배고픔을 느끼면 오래 지속할 수 없기 때문에 야채를 잘 활용해야 한다. 오이, 당근, 무, 파프리카, 토마토 같은 생야채 종류들과 열처리할 수 있는 양배추, 버섯, 시금치, 시래기, 근대, 아욱, 콩나물 등을 질리지 않게 바꾸어 가며 식단을 구성하는 것이 좋다. 식이 섬유의 섭취가 다이어트에는 반드시 필요하기 때문에 충분한 야채를 매일 섭취해야 한다.

버섯류 등은 열처리하여 고기처럼 야채에다 쌈을 싸서 먹는 것도 좋다. 저녁에는 각종 야채를 이용해서 전골을 만들어 먹는 것도 괜찮다. 이때 두부도 함께 넣어서 먹는다면 배고프지 않게 된다. 쌈으로 활용할 때 된장이나 고추장 같은 장류는 섭취해도 무방하다. 다만 설탕이나 물엿이 들어가 있는 초장은 제한한다.

다이어트 식단 구성에 두부나 두유 같은 콩 종류의 식품을 잘 활용하는 것이 필요하다. 두부는 시판되는 연두부 100g 제품도 좋다. 식품 회사에서 제조한 두유는 당분이 적게 함유되어 있는 것을 선택한다. 할 수만 있다면 집에서 콩을 갈아서 두유로 만들어 섭취하는 것이 가장 좋다. 두유로 만들기 어렵다면 콩을 삶아서 야채를 먹을 때 곁들이는 것도 괜찮다. 단백질 섭취가 반드시 필요하기 때문에 콩 식품을 적절하게 활용할 것을 권한다.

메가 다이어트 식단에 단백질 섭취는 콩 식품과 계란으로 이루어지며, 반찬 종류로도 보충된다. 단백질은 많은 양이 필요 없기 때문에 반찬에서 섭취하고, 계란과 콩 식품을 더한다면 결핍을 걱정할 필요가 없다. 계란은 하루에 한 개를 기본으로 하고, 배고픔을 느끼면 두 개까지는 섭취해도 상관없다.

해조류도 활용할 수 있는 좋은 식품이다. 야채나 콩 식품을 섭취할 때 곁들이면 좋다. 다시마는 물에 불려 양배추와 곁들이면 훌륭한 식품이 된다. 미역은 국이나 무침으로 활용한다. 김, 톳, 매생이 등은 반찬으로

활용한다. 야채와 콩 식품, 그리고 해조류를 잘 활용하면 훌륭한 다이어
트 식단이 될 수 있다.

식단 예 1
아침 : 잡곡밥 반 공기, 멸치볶음, 콩나물국, 김치, 고등어 반 토막
점심 : 삶은 콩 약간, 삶은 계란 한 개, 오이 한 개, 무 세 조각, 미역
       초무침 약간
저녁 : 버섯 야채 전골

식단 예 2
아침 : 계란 한 개, 두유 한 잔, 토마토 반숙, 파프리카, 오이
점심 : 잡곡밥 반 공기, 꽁치 한 토막, 김치, 된장국, 블랙 커피
저녁 : 삶은 양배추, 다시마, 콩나물무침

식단 예 3
아침 : 잡곡밥 반 공기, 김, 근댓국, 계란말이, 갈치조림
점심 : 삶은 콩 약간, 당근 한 개, 무 세 조각, 양배추 약간
저녁 : 삶은 버섯, 상추, 깻잎, 양배추 약간, 다시마

식단 예 4
아침 : 연두부 100g, 오이 한 개, 무 세 쪽, 방울토마토 20개
점심 : 잡곡밥 반 공기, 콩자반, 멸치볶음, 김치, 된장찌개
저녁 : 미역 초무침, 당근 반숙, 삶은 계란 한 개, 파프리카 약간

식단 예 5

아침 : 잡곡밥 반 공기, 시금치 무침, 꽁치 조림, 김치, 된장국

점심 : 삶은 계란 한 개, 두유 한 잔, 당근 한 개, 무 세 쪽, 미나리 초
　　　무침

저녁 : 버섯전골, 오이 한 개, 토마토(큰 것) 한 개, 다시마

식단 예 6

아침 : 삶은 계란 한 개, 삶은 콩 약간, 당근 반숙, 무 세 조각, 방울토
　　　마토 10개

점심 : 잡곡밥 반 공기, 콩 조림, 멸치볶음, 고등어구이, 김치, 콩나물국

저녁 : 오이 한 개, 버섯 무침, 미역국, 파프리카, 당근

메가 다이어트 식단의 특징은 중간에 간식과 야식이 없다는 것이다.
하루 3식 패턴을 잘 익혀서 다이어트가 끝난 후에도 이러한 식사법을
이어 가라는 이야기다. 하루 세 끼 식사 때 먹는 것을 모두 집중하고 식
간에는 휴식을 주어야 한다. 과일이나 커피 같은 것도 식사 후에 함께
먹고 끝내는 방법이다. 하루 세끼 식사만 충실하게 한다면 간식이나 야
식은 과잉이 되기 때문이다.

금기 식품 : 설탕, 꿀, 감자, 고구마, 옥수수, 팝콘, 떡, 빵, 국수, 햄버거, 피자, 통닭, 삼겹살, 아이스크림, 메밀묵, 바나나, 딸기, 파인애플, 수박, 사과, 배, 야 쿠르트, 각종 음료수, 그리고 드링크 제제
추천 식품 : 혼합 잡곡밥, 현미밥, 콩 식품, 각종 야채, 해조류

5. 식사 일기

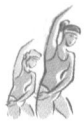

다이어트에는 음식 조절이 가장 중요한 덕목이다. 음식 조절이 없는 운동만으로는 다이어트에 성공할 수 없다. 매일 자신이 먹는 음식이 다이어트를 좌우하는 중요한 것이기 때문에 기록으로 남기는 것이 필요하다. 식사 일기라고 너무 거창하게 생각할 필요가 없다. 체중 기록과 더불어 매일 적어 나가면 된다. 어떤 양식도 필요하지 않으며, 정체기를 맞았을 때에 식사 일기는 요긴하게 활용될 수 있다.

식사 일기에는 먹은 음식 종류와 양까지 상세하게 기록한다. 마신 물의 양도 반드시 기록하는 것이 좋다. 식사 일기에 운동 시간까지도 기록한다면 더욱 좋다. 또한 다이어트에 대한 느낀 점이나 나의 생각을 적는 것도 괜찮다. 이쯤 되면 다이어트 일기라고 해야 될 것이다.

식사 일기는 다이어트 성적과 밀접한 관계가 있다. 일기를 작성하면 마음가짐이 달라진다. 거짓으로 쓸 수 없기 때문에 절제도 따라온다. 식사 일기 작성은 다이어트 성적을 좌우한다. 꼼꼼하게 작성한다면 그만큼 도움이 된다.

6. 운동

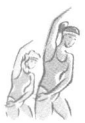

내가 다이어트를 하면서 운동은 어떻게 해야 할까? 먼저 운동의 개념부터 정립해야 도움이 된다. 다이어트에서 운동은 칼로리를 소모하는 목적으로 권장되고 있다. 그렇다면 체온 유지, 심장 박동, 호흡 등에 쓰이는 칼로리 소모는 운동이 아닌가. 이러한 기초 대사량을 운동이라고 하지 않는다. 정신 활동 역시 칼로리를 소모하지만 운동이라고 하지 않는다. 운동은 '근육을 움직이는 활동' 이란 개념인 것이다.

근육을 움직여서 칼로리를 소모한다면 모두 운동이라는 범위에 포함된다. 그러한 면에서는 일상 활동 역시 운동의 범주에 넣어야 될 것이다. 일상 활동과 운동을 그 목적이 있느냐, 없느냐에 따라서 구분하지만 근육을 움직여서 칼로리를 소모한다는 측면에서는 일상 활동도 도움이 되는 것이 사실이다. 유산소 운동과 근력 운동만이 다이어트에 도움을 주는 것은 아니다. 일상 활동도 다이어트에 충분히 도움이 될 수 있다.

다이어트를 할 때 운동은 음식 조절과 함께 달리는 두 바퀴의 축이라고 한다. 운동의 역할이 지금까지도 에너지 소모에 맞추어져 있다. 지방을 소모하기 위해서는 유산소 운동이 필요하다는 것과 근육 운동으로는 기초 대사량을 늘린다는 이론이 그것이다.

우리들의 두뇌는 운동을 통해서 최적화된다. 운동이 세포의 스트레스 역치를 높일 뿐 아니라 세포의 회복 시스템을 가동시킨다. 세포 사이의 에너지 생산 효율성을 높여 주며, 세포의 대사 과정에서 부산물을 처리한다. 비만과 관련된 갑상선 호르몬, 코르티솔, 인슐린, 테스토스테론, 그리고 에스트로겐 등의 내분비 호르몬과 세로토닌, 노르에피네프린, 도파민 등과 같은 식욕과 체중 조절에 관여하는 신경 전달 물질까지 운동에 의해서 최적화된다는 사실에 주목할 필요가 있다.

메가 다이어트를 시작하면 많은 신체 활동을 기본으로 하라. 그리고 큰 근육을 사용하는 걷기나 달리기를 하루에 한 시간 정도는 실천하라. 스트레칭과 근력 운동도 병행하는 것이 도움이 된다.

그리고 운동을 할 때는 기분 좋게 해야 한다. 스트레스를 받으면서 하는 운동은 효과가 없다. 다이어트에 매달려 하기 싫은 운동을 했을 때 체중 감량은 기대치를 충족시키지 못한다. 운동이 하기 싫은 날은 안 하는 것이 훨씬 낫다. 마지못해 하는 운동은 스트레스로 다가오기 때문에 운동의 효과를 느낄 수 없는 것이다.

다이어트 초기에는 의욕이 앞서서 운동을 죽기 살기로 한다. 다이어트는 장기적인 관점으로 접근해야 되기 때문에 너무 강한 의욕은 금물이다. 조급한 마음을 버리고, 자신의 운동 능력에 맞게 서서히 시작할 것을 권한다. 유산소 운동이나 근력 운동에만 매달리지 않기를 바란다. 일상 활동도 충분히 도움이 되기 때문에 하루 생활에서 몸을 많이 움직인다는 개념으로 운동을 시작하라.

7. 준비 기간(1~7일)

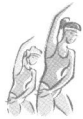

내가 다이어트를 시행하기 위해서 일주일 정도의 준비 기간이 필요하다. 이 기간 동안 가급적 2kg 정도의 체중 감량을 달성해야 한다. 다이어트 초기에는 그 정도의 체중 감량이 필요하다. 우리 몸에 축적되어 있는 탄수화물 비축물인 글리코겐이 소모되기 때문이다. 준비 기간 동안에 적어도 1.5kg의 체중 감소는 있어야 한다.

이 정도의 체중 감소를 달성하려면 처음 3일간 먹던 음식량을 절반으로 줄여서 식사를 한다. 3일 동안 1kg이 넘는 체중 감소가 확인되면 그대로 일주일간 진행한다. 만일 3일간 1kg 미만으로 감소되면 식사량을 더 줄여야 한다. 밥이나 국수, 그리고 빵 같은 주식을 줄이는 것이 중요하다. 일주일간 2kg을 줄이면 가장 좋고, 차선책으로 1.5kg 정도는 반드시 달성해야 다음 주부터 진행되는 다이어트가 수월하게 된다.

준비 기간은 비만을 유발하는 생활 습관을 고치는 첫 단계 작업이다. 우선 음식량을 줄이고 충분한 물을 마신다. 하루 3식 이외의 간식과 야식 같은 주전부리를 하지 않는다. 운동은 걷기부터 시작한다. 하루에 한 시간은 걷는다는 기본이 필요하다. 스트레칭은 매일 하는 것이 좋다. 일주일에 한 번 이상 근력 운동도 해준다. 준비 기간에 이러한 운동에 대한 마인드를 갖는 것이 필요하다.

체중은 하루에 한 번 측정하고 기록한다. 앞으로 진행되는 다이어트에 체중 기록은 중요하다. 다이어트를 마치고 나서 스스로 관리하는 방법의 첫걸음이 자신의 체중 기록이다. 체중 자료가 몇 달간 기록되면 한눈에 자신의 체중 변동이 파악된다. 3개월 이상, 그리고 6개월이 넘는다면 나 자신의 소중한 기록을 확인할 수 있으며, 관리해야 되겠다는 마음가짐이 새롭게 생겨날 수 있다.

식사 일기를 더불어 쓴다면 금상첨화라고 할 수 있다. 매일 먹는 것이 비슷하다고 식사 일기를 쓰지 않는 사람들이 많다. 하지만 식사 일기를 쓰는 것과 그렇지 않은 것은 많은 차이가 난다. 정체기에 들어섰을 때 식사 일기를 쓰는 사람은 쉽게 극복하지만 그렇지 않은 사람은 어려움에 봉착하게 된다. 다이어트에서 기록은 중요하기 때문이다. 사람의 기억은 한계가 있기 때문에 꼼꼼하게 기록된 식사 일기는 정체기를 헤쳐 나가는 데 도움이 된다.

'시작이 절반'이라는 말이 있다. 다이어트는 처음이 중요하다. 준비기에 어떤 자세로 시작하느냐가 매우 중요하다. 그리고 첫 주에 스스로 만족할 만한 성과가 있다면 그다음 진행이 어렵지 않게 된다. 첫 단추를 잘 꿰면 그다음은 어렵지 않는 것과 마찬가지라 할 수 있다. 열심히 노력해서 2kg 정도의 체중을 감량하고 편안한 마음으로 본격적인 감량 기간으로 넘어가자.

8. 감량 기간(8~80일)

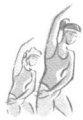

준비 기간이 예비 기간이라면 지금부터는 가장 중요한 감량 기간이 된다. 감량 기간은 지방 감소가 이루어지기 때문에 집중해서 다이어트를 할 필요가 있다. 매주 단위로 체중 감소에 대한 검토를 하면서 진행해야 한다. 적정한 체중 감소는 주당 1kg은 넘어야 좋다. 하루에 지방이 100g 정도가 감소된다고 가정하면 주당 700g 정도가 된다. 체지방이 그 정도 감소된다면 체중은 최소한 1kg은 감소된다. 따라서 주당 체중 감소는 최소한 1kg 이상을 목표로 하는 것이 좋다. 체중 감소와 함께 복부 둘레도 감소된다. 복부 둘레도 일주일에 한 번 정도는 측정해서 감량 기간에 변동을 파악해야 한다.

일주일에 1kg이 넘는 감량이 쉽지는 않다. 그렇다고 달성하지 못할 목표도 아니다. 핵심은 탄수화물량을 정확하게 해주는 것이다. 체지방이 감소될 양만큼의 탄수화물을 지키는 것이다. 제시한 식단들을 성실하게 이행하면 어렵지 않게 체중 감소가 이루어진다. 여기에 다이어트의 기본이 모두 지원되어야 한다.

다이어트의 기본은 첫째, 하루 3식으로 가는 방법으로 간식과 야식을 없애야 한다. 하루 3식 식사법을 정착시키면 다이어트 후에도 관리가 어렵지 않다. 다이어트를 할 때 선식과 생식과 같은 대체식에 의존하다가, 다이어트 후에 식사로 되돌아 왔을 때는 요요 현상이 심하게 일어나게 된다. 다이어트를 할 때 정상적인 식사로 가야 하는 이유이다.

둘째는 물을 충분히 마셔 주어야 한다. 인체는 물로 이루어진 생명체이기 때문에 모든 대사는 물을 기본으로 한다. 물을 충분히 공급해 주지 않는다면 다이어트에도 어려움이 발생한다. 건강한 다이어트가 이루어지려면 충분한 수분 공급이 필수라고 할 수 있다.

셋째는 운동을 해야 한다. 운동에는 심폐와 같은 호흡 순환기를 자극 주는 걷기가 기본이 된다. 다이어트 기간에는 매일 한 시간씩 해주는 것을 기본으로 한다. 한 번에 한 시간 해준다면 좋겠지만, 여건이 되지 않는다면 나누어서라도 하루 한 시간 채우는 것을 권한다. 실내에서 하는 것보다는 밖에서 하는 것이 좋다. 태양 빛을 받으면서 한다면 더 좋다. 스트레칭은 유연성을 길러 주고, 우리 몸의 기본 대사를 촉진시키기 때문에 매일 하는 것이 좋다. 근력 운동은 근육에 자극을 주는 것이기 때문에 일주일에 한 번 이상 해주면 된다. 아령이나 역기 같은 기구가 없다면 앉았다 일어나기, 윗몸 일으키기 같은 것으로 해도 무방하다.

넷째는 충분한 수면을 권장한다. 잘 자면 다이어트도 그만큼 잘된다. 잠을 충분히 자지 않으면 우리 몸은 긴장하게 되고, 다이어트에도 좋지 않은 영향을 미치게 된다. 충분한 수면은 우리 몸에 좋은 호르몬을 만들어 내기 때문에 다이어트에 긍정적인 효과가 나타나게 된다. 결국 우리 몸을 좋게 만들어야 다이어트가 잘되는 것이다.

감량기는 두 달이 넘게 진행되는 지루한 기간이 될 수 있다. 일주일에

1㎏ 정도씩이라도 달성하면 재미를 느낄 수 있다. 하지만 잘 안 되면 의욕이 떨어질 수 있다. 늘 좋은 성적을 유지하기 위해서 집중해야 한다. 그러기 위해서는 다이어트 기간에는 사람 만나는 일을 피하는 것이 좋다. 음식을 앞에 놓고서 절제를 기대한다는 것은 어렵다. 모임마다 다 참석하고 다이어트를 할 수 있다는 생각은 버려야 한다.

그다음 난관은 정체기를 겪는 것이다. 세상사도 마찬가지겠지만 다이어트도 정체기가 있다. 열심히 노력하는데도 성적이 오르지 않을 때가 있는 것이다. 이러한 정체기가 오게 되면 더욱 힘들어질 수 있다. 정체기는 다이어트 과정에서 누구나 겪는 필수 과정이라고 할 수 있다. 정체기가 왔다고 해서 다이어트 자체가 실패한 것은 아니다. 쉬어 가는 과정이라고 생각해야 한다. 다음의 성적을 위한 숨 고르기 정도로 이해하는 것이 좋다.

감량 기간에 꾸준한 성적을 유지하려면 기본에 충실해야 한다. 그리고 강한 정신력과 불굴의 노력이 동반되어야 한다. 다이어트에 성공하는 사람들을 '독한 것들'이라고 표현한다. 그만큼 남다른 무언가 있어야 다이어트에 성공한다는 이야기일 것이다. 다이어트는 스스로 행하는 과정이다. 메가 다이어트에서도 방법을 제공해 줄 뿐이다. 결국 다이어트는 자신이 해야만 하는 것이다.

감량 기간에 목표에 접근하면 그 성취감은 말할 수 없이 대단하다. 우선 외모가 달라지며, 주변에서 기분 좋은 이야기들을 듣게 된다. 성형수술을 한 것처럼 얼굴도 축소된다. 복부 둘레 감소로 기존의 옷들은 모두 몸에 맞지 않게 된다. 새로운 옷을 다시 맞추어야 되는 상황을 즐기게 된다. 이 모든 것은 어려운 다이어트 과정을 지나온 결과물이다.

9. 정리 기간(81~90일)

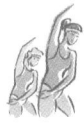

정리 기간은 메가 다이어트를 마무리하는 시간이다. 그동안의 결과는 체지방 측정을 해서 확인하면 된다. 그것이 어렵다면 체중과 복부 둘레 측정 기록으로 지금까지의 결과를 되짚어 본다. 목표 체중보다 적게 도달했다면 정리 기간은 목표량까지 노력하는 기간이다. 목표에 충분히 도달했다면 다이어트 후의 플랜을 생각하는 기간이다.

정리 기간에는 줄어든 체중만큼 많은 변화를 느낄 수 있다. 몸이 가벼워진 것을 느끼는 것은 물론 피로감도 훨씬 덜하다. 계단을 오르내리는 일도 훨씬 수월하게 느껴진다. 자신감이 생기며, 대인 관계에도 많은 변화가 시작된다. 주변 사람들이 자신을 보는 시각도 달라진다. 그동안의 노력과 땀이 헛되지 않았음이 뿌듯하게 느껴진다.

고혈압이나 당뇨병이 있는 사람들도 다이어트 후에는 관련 수치들이 개선된다. 고지혈증이 개선되는 것은 말할 것도 없다. 메가 다이어트는 지방 감량을 동반하는 것이기 때문에 지방 관련 수치들이 당연히 좋아진다. 줄어든 복부 둘레 때문에 기존의 옷들이 모두 크게 느껴진다. 그렇더라도 아직은 옷을 사지 말라. 체중이 완전히 정착될 때를 기다려 내 몸에 옷을 맞추는 것이 좋다.

체중 감량으로 자신에게 생기는 긍정적인 변화로 행복감을 느끼게 된다. 그동안 앞만 보고 달려왔으니까 정리기에는 그러한 변화를 즐기는 것도 좋다. 편안한 마음으로 고된 다이어트 기간을 돌아보고 차분히 남은 기간에 마무리를 잘하자.

메가 다이어트는 두 자릿수 체중 감량을 하더라도 그리 힘들지 않다. 하루 3식 형태로 생활에 지장을 주지 않는 정도의 식사는 하기 때문이다. 간식과 야식과 같은 나쁜 식습관을 하지 않기 때문에 몸도 편하게 느껴진다. 하루 한 시간 정도의 운동이 주는 우리 몸의 기능 개선도 동반된다. 운동은 칼로리 소모도 되겠지만 우리 몸을 정상화해 주는 데도 기여한다. 충분한 수분 섭취는 다이어트 효과를 높여 준다.

스트레스 관리도 우리 몸을 좋게 만들기 위해서 필요하다. 다이어트에 성공하려면 우리 몸을 피곤하게 만들지 말아야 한다. 우리 몸이 정상적인 기능을 수행할 때라야 다이어트에 성공할 수 있다. 그래서 극단적인 다이어트는 피하라고 하는 것이다. 정리 기간에 느껴지는 행복감을 앞으로도 이어 가기 위해서 감량 기간에 했던 패턴을 잘 이어 가는 것이 필요하다.

체중을 감량하는 것도 어렵지만 유지하는 것은 더 어렵다고 한다. 정리 기간에는 그동안의 결과에 따라 다르게 진행한다. 처음 목표량에 미달되었다면 이 기간에 남은 목표 달성을 위해서 매진하고, 달성하였다면 앞으로의 관리를 생각하면서 정리하는 기간이다. 끝이 좋으면 모든 것이 다 좋다. 정리 기간은 그동안의 고생을 보상받고, 앞으로의 행복을 설계하는 시간이다.

10. 메가 다이어트 이후

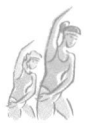

그동안 진행해 온 다이어트도 힘이 들었을 것이다. 90일이란 기간도 적지 않은 시간이며, 한결같이 다이어트를 이어 온다는 것도 쉽지는 않다. 그러나 여러분은 그런 과정을 무난하게 진행해 왔다. 받아 든 성적표가 만족할 정도도 있겠지만 그렇지 않다고 실망할 필요도 없다. 노력한 만큼의 결과이며, 나 자신이 그 정도를 이룬 것이기 때문이다.

다이어트를 하는 사람들은 체중 감량으로 미적인 만족감을 성취하는데 연연해하는 것 같다. 다이어트는 우리 몸을 건강하게 만들어야 성공하는 것이다. 미용적인 것은 우리 몸이 건강해질 때 저절로 따라오는 것이다. 메가 다이어트로 두 자릿수 체중 감량에 성공했다면 몸에 에너지가 넘치고, 자신감으로 생활에 긍정적인 면을 많이 얻게 된다.

다이어트가 끝났다고 감량 기간에 해 왔던 생활을 던져 버리면 안 된다. 다이어트 기본은 그대로 이어져야 된다. 하루 3식 중심의 식생활과 간식과 야식 없는 좋은 식습관이 정착되어야 한다. 이제부터 정상적인 식생활로 가야 한다. 하루 세 끼 밥도 먹고, 그동안 먹을 수 없었던 과일, 밀가루 음식, 그리고 먹고 싶었던 음식을 적당한 수준에서 먹어도 된다. 지금부터는 탄수화물 절제가 아니라 지방을 주의해야 된다.

지방은 가시 지방과 비가시 지방이 있다고 설명했다. 가시 지방은 우리 눈으로 확인할 수 있는 각종 육류, 식용유로 조리된 음식, 견과류, 마가린, 버터 등이 그것이다. 비가시 지방은 세포로 구성된 모든 식품 재료이기 때문에 대부분의 식품에 들어 있다. 매일 먹는 식품으로 조달되는 비가시 지방량은 적지 않다. 이러한 비가시 지방만으로도 우리가 필요로 하는 지방은 충분히 조달된다. 여기에 가시 지방까지 섭취한다는 것은 과잉이 될 가능성이 높다.

메가 다이어트 이후에 주의해야 될 식품들은 첫째 식용유로 조리된 음식들이다. 뜨거운 기름 가마에 들어가서 조리되는 튀김류, 그리고 오븐에서 조리되는 피자 같은 것이다. 통닭, 햄버거, 아이스크림, 그리고 각종 전류 등 우리 주변에는 지방이 많이 함유된 먹을거리들이 널려 있다. 이러한 음식들은 이제 멀리하는 것이 좋다.

비가시 지방을 대량으로 섭취하는 식품들도 피해야 한다. 빵이나 국수 같은 밀가루 음식이 그러한 식품들이다. 반죽을 통해서 만들어지는 빵이나 국수는 많은 양의 탄수화물로 이루어져 있기 때문에 비가시 지방 역시 많이 들어오게 된다. 쌀로 만드는 떡도 마찬가지라고 보면 된다. 비가시 지방 섭취를 줄이는 길은 소식을 실천하는 것이다.

물을 충분히 마시는 것도 잊으면 안 된다. 물은 우리 몸의 건강을 유지하는 첫 번째 조건이다. 충분한 수분 섭취는 우리 몸을 편하게 하며, 모든 대사를 촉진시킨다. 하루에 2ℓ 정도씩 마셔 준다면 줄어든 체중을 관리하는 데 많은 도움이 된다.

운동도 게을리 해서는 안 된다. 거창한 개념의 운동이라는 생각은 버리는 것이 좋다. 수영장이나 헬스장에 가야만 운동을 할 수 있는 것이 아니다. 일상생활에서 몸을 많이 움직이는 것이 중요하다. 운동의 강도나 시간은 따질 필요도 없다. 움직인 만큼 도움이 된다는 생각으로 몸을 움직여라. 웬만한 거리는 걸어 다니고, 엘리베이터를 타지 않고 계단을 이용하는 것도 좋다.

하루 한 시간 정도의 일상 활동이 이루어지지 않는다면 감량된 체중을 유지하기가 어렵게 된다는 생각을 하라. 그리고 운동은 에너지 소모라는 개념보다는 뇌신경 활동에 도움을 주고, 신체 기능을 유지하는 활동임을 새롭게 인식해야 한다.

메가 다이어트 이후에는 감량 기간에 절제했던 탄수화물 섭취가 모두 풀리게 된다. 정상적인 식사로 가게 되면 감량된 체중에서 3kg까지 증가할 수 있다. 그러나 체중이 늘어난다고 걱정할 필요는 없다. 다이어트를 시작하는 준비기 때 우리가 2kg 정도의 체중을 감소시킨 적이 있다. 그때는 지방을 빼는 것이 아니라고 설명했다. 탄수화물의 비축물인 글리코겐이 소모되면서 그 정도의 체중이 감소되는 것이다.

충분한 탄수화물의 섭취가 이루어지면 소모되었던 글리코겐이 다시 충전된다. 그 때문에 2kg 정도의 체중 증가는 당연하다. 여기에 물을 하루에 2ℓ 정도 마시기 때문에 체중 변동은 물의 무게만큼 오락가락할 수 있다. 그래서 3kg 정도까지 체중이 증가해도 걱정하지 말라는 것이다. 체지방이 늘지 않고, 체중이 느는 것은 걱정할 필요가 없다.

메가 다이어트 이후에는 식생활을 바꾸어야 한다. 가시 지방뿐만 아니라 비가시 지방도 식사량이 많으면 과다한 양이 들어오게 된다. 결국 지방 증가를 막자면 식용유나 고기 종류를 피하고, 빵이나 국수, 그리고 떡 같은 음식을 적게 먹어야 한다. 즉, 소식 실천이 메가 다이어트 이후의 관리법이다. 소식은 육식을 피하게 되니까 결국 채식으로 귀결된다. 복잡하게 생각할 것이 없이 이러한 식사법은 밥에 반찬이 곁들여지는 우리의 전통식으로 가는 것이다.

소식은 동서고금의 건강법이다. 우리는 너무 많이 먹고 있다. 비만의 원인으로 많은 것을 거론하고 있지만 결국 많은 양의 음식이 가장 큰 원인이다. 다이어트는 이러한 식습관을 바꾸는 출발점으로 인식하는 것이 필요하다. 그리고 우리 몸이 정상화되지 않으면 절대로 체중 감량은 이루어지지 않는다. 우격다짐으로 살을 빼겠다고 덤비면 몸만 망가진다. 그래서 극단적인 다이어트 방법은 성공할 수 없다. 건강하게 살 빼기가 이루어져야 다이어트에 성공할 수 있다.

메가 다이어트 이후 감량된 체중을 유지하고 싶다면 전통식을 기본으로 하며, 소식을 지향하는 식생활로 가는 것이 바람직하다.

부록

1. 비만 기록 및 체중 감량 목표 설정하기
2. 다이어트 식단 계획하기
3. 다이어트 운동 계획하기
4. 90일 다이어트 기록해 보기
5. 다이어트 평가

1. 비만 기록 및 체중 감량 목표 설정하기

성 명	
성 별	
나 이	
신 장	

	실 행 전	감 량 목 표
체 중		
체 지 방		
복 부 둘 레		
비 고		

※ 다이어트 기록은 소중한 자료가 됩니다.

2. 다이어트 식단 계획하기

3. 다이어트 운동 계획하기

4. 90일 다이어트 기록해 보기

	성명	나이/성별	신장 (cm)	체중 (kg)	체지방 (kg)	복부 둘레 (cm)	비고
목표							

횟수	날짜	체중 (kg)	체지방 (kg)	복부 둘레 (cm)	비고
1					
2					
3					
4					
5					
6					
7					
8					
9					
10					
11					
12					
13					
14					
15					
16					
17					
18					
19					
20					
21					
22					
23					
24					
25					
26					
27					
28					
29					
30					
최종 감소량(kg)					
최종 감소량(%)					

	성명	나이/성별	신장 (cm)	체중 (kg)	체지방 (kg)	복부 둘레 (cm)	비고
목표							

횟수	날짜	체중 (kg)	체지방 (kg)	복부 둘레 (cm)	비고
1					
2					
3					
4					
5					
6					
7					
8					
9					
10					
11					
12					
13					
14					
15					
16					
17					
18					
19					
20					
21					
22					
23					
24					
25					
26					
27					
28					
29					
30					
최종 감소량(kg)					
최종 감소량(%)					

	성명	나이/성별	신장 (cm)	체중 (kg)	체지방 (kg)	복부 둘레 (cm)	비고
목표							

횟수	날짜	체중 (kg)	체지방 (kg)	복부 둘레 (cm)	비고
1					
2					
3					
4					
5					
6					
7					
8					
9					
10					
11					
12					
13					
14					
15					
16					
17					
18					
19					
20					
21					
22					
23					
24					
25					
26					
27					
28					
29					
30					
최종 감소량(kg)					
최종 감소량(%)					

5. 다이어트 평가

메가 다이어트 요령

1. 식사량을 조절하자.
2. 지방 섭취를 줄이자.
3. 물을 많이 마셔라.
4. 간식을 절제하자.
5. 잠을 충분히 잔다.
6. 운동을 하자.
7. 식이 섬유를 많이 섭취하자.
8. 스트레스를 극복하자.
9. 콩음식을 활용하자.
10. 매일 체중을 재자.
11. 상황에 따라 한약 및 보충제를 활용한다.
12. 식사 일기를 쓴다.